JN278471

図① 前頭前野《ぜんとうぜんや》の働き

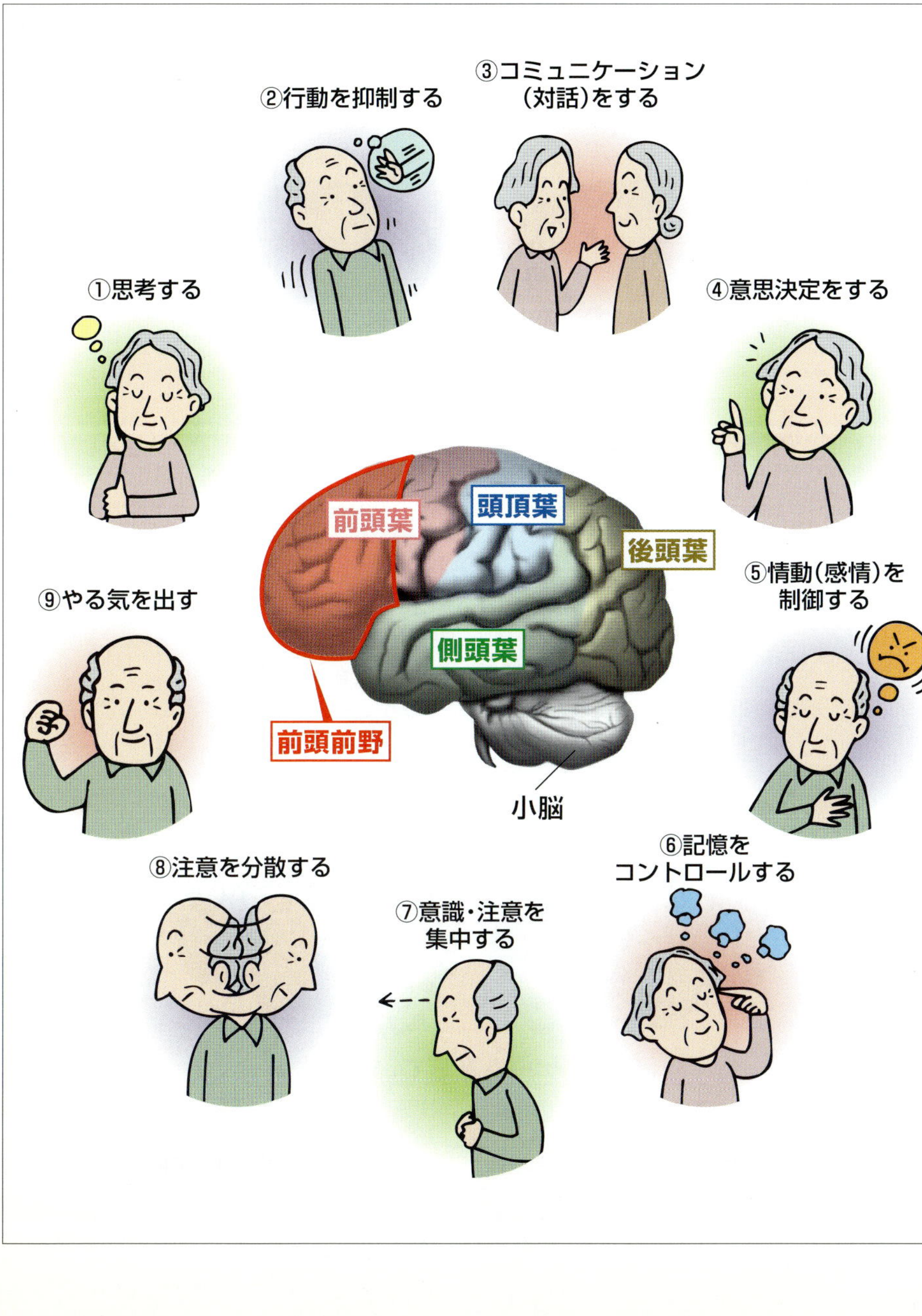

図②　fMRIによる脳の働きの様子

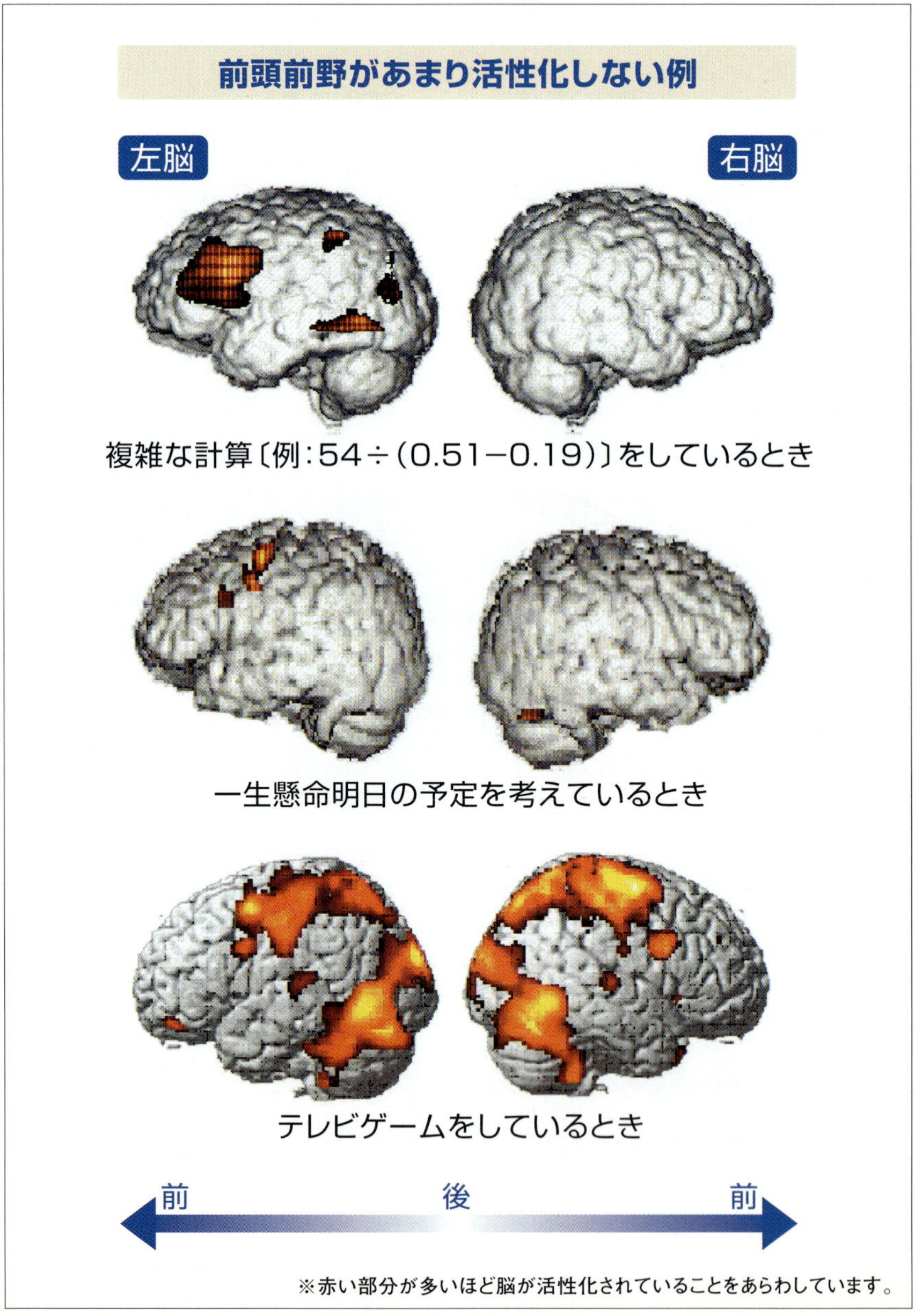

前頭前野があまり活性化しない例

複雑な計算〔例：54÷(0.51−0.19)〕をしているとき
一生懸命明日の予定を考えているとき

※赤い部分が多いほど脳が活性化されていることをあらわしています。

図③　fMRIによる脳の働きの様子

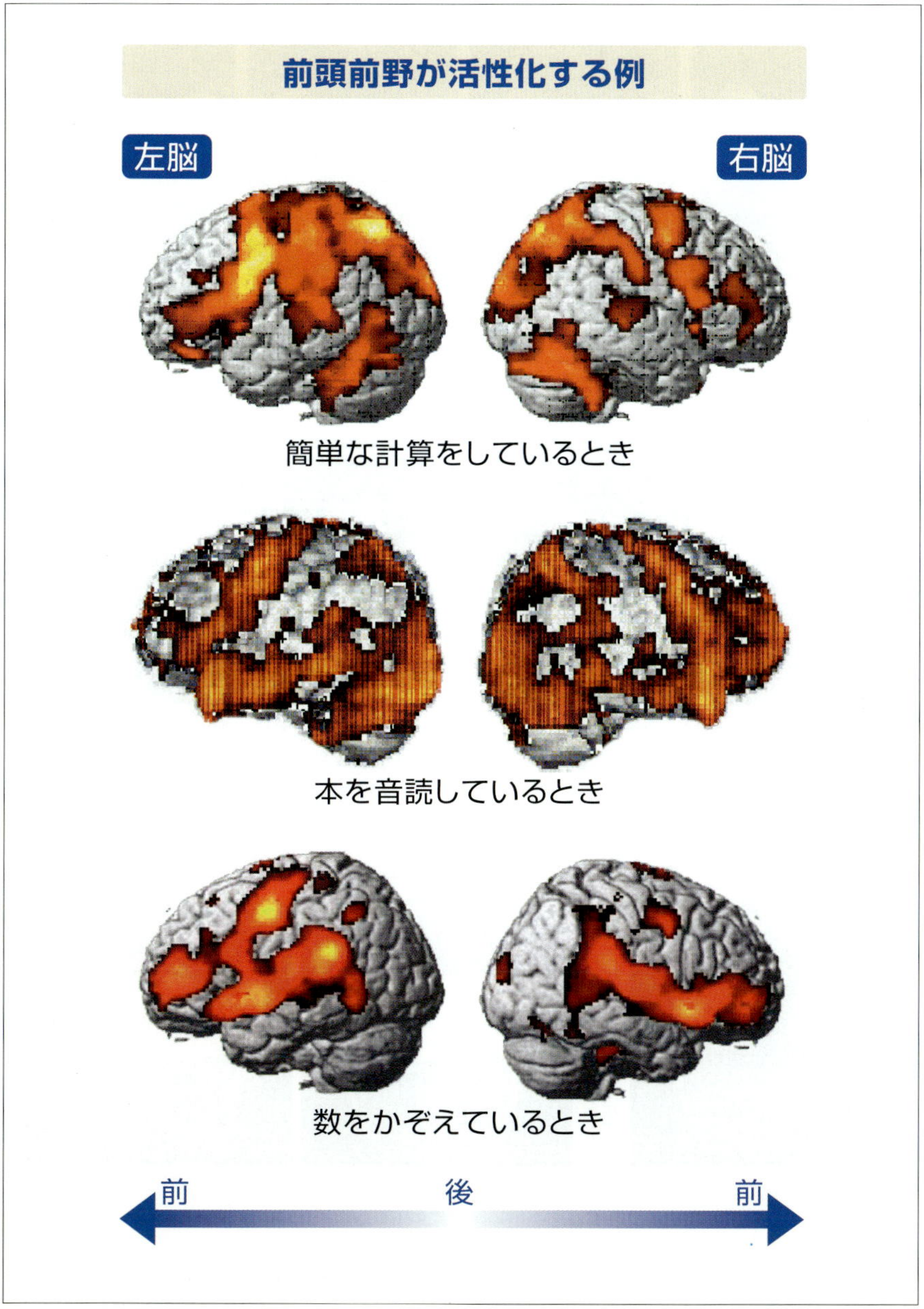

## 図④　光トポグラフィーによる脳の働きの様子

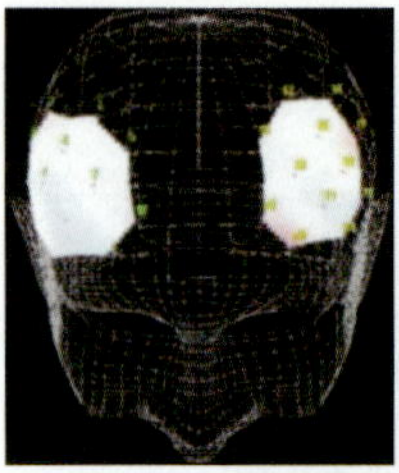

何もしていないとき

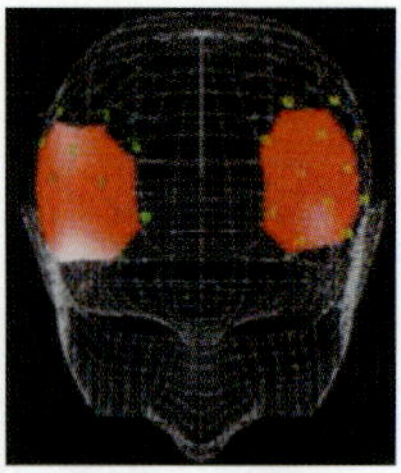

簡単な計算を
しているとき

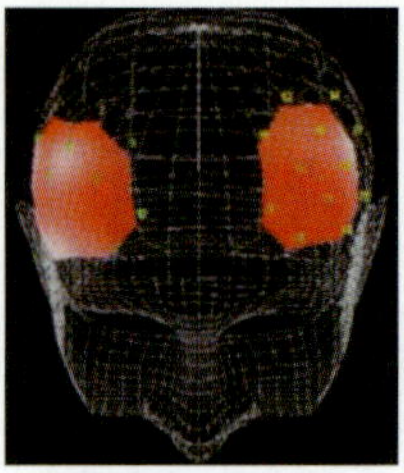

本を音読しているとき

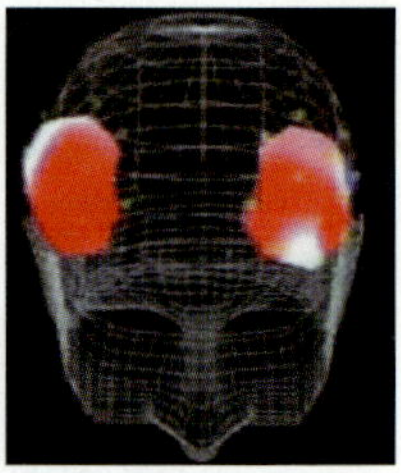

コミュニケーション
しているとき

音読中の測定

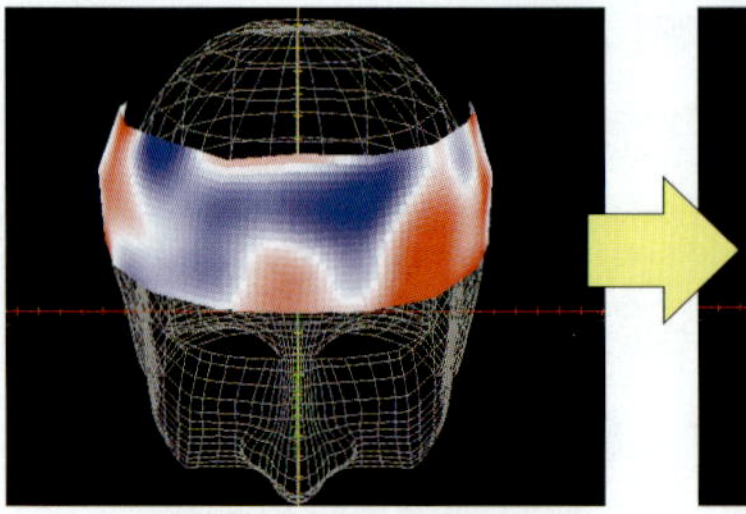

学習療法を始める前

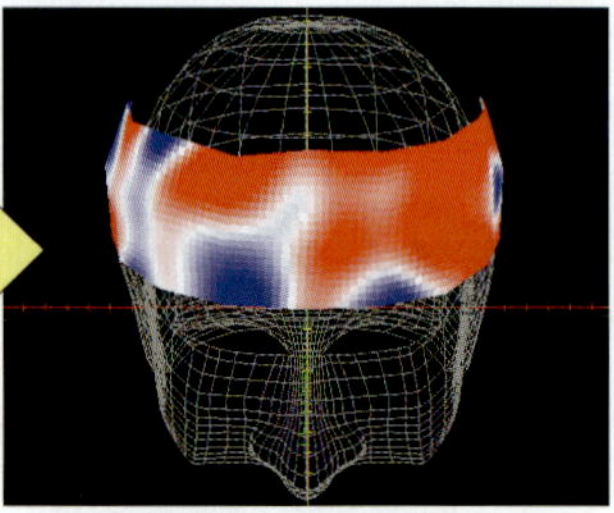

学習療法開始1か月後

82歳女性アルツハイマー　MMSE得点15　FAB得点7

学習療法によって脳の可塑性が生じ、前頭前野の活動性が増強（改善）した

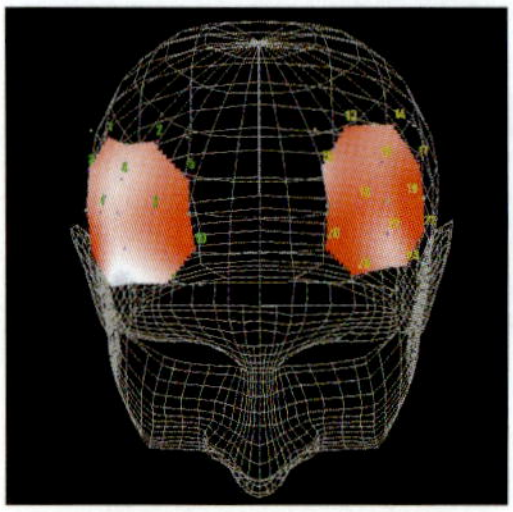

すうじ盤をやっているとき

学習中の働きかけの効果

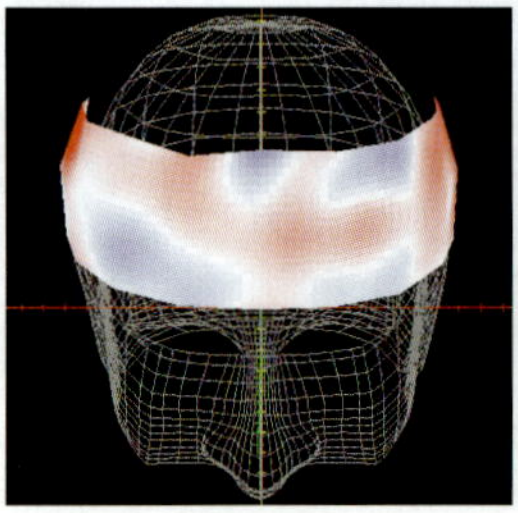

声かけ

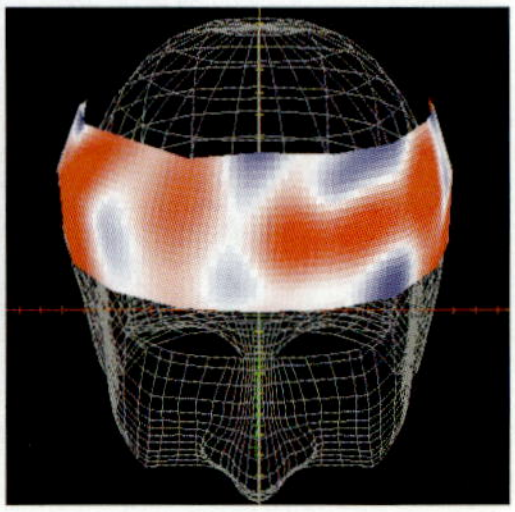

ほめる

97歳女性重度アルツハイマー　MMSE測定不能

ほめられることによって、社会性やコミュニケーションを円滑にするために機能している前頭前野が、より活性化する

※赤い部分が、前頭前野が活発に働いていることをあらわしています。

# 学習療法の秘密

## 認知症に挑む

監修●東北大学加齢医学研究所教授　川島隆太
著者●くもん学習療法センター
社会福祉法人「道海永寿会」　山崎律美

くもん出版

学習療法®
「学習療法®」の名称は、その正しい普及を図るために東北大学・川島隆太教授と
㈱公文教育研究会とで商標登録しております。

● 目次 ●

# 序——学習療法の誕生と脳の基礎知識

東北大学　加齢医学研究所　教授
学習療法研究会　会長
川島　隆太

## 脳科学の研究から生まれた「学習療法」

「学習療法」という言葉は知らない方でも、音読や簡単な計算が「脳」を鍛えるのに役立ちそうだということは、どこかで聞かれたことがあるのではないでしょうか。

「学習療法」の誕生の原点には、脳科学の知識や技術を応用して、子どもたちの脳をより健全に発達させるための教育のあり方を考えたいとの思いがありました。

一九九八年、脳科学、教育心理学、認知科学、教育実践といったジャンルの研究者で共同研究チームを発足させ、脳科学と教育に関する研究を開始しました。そして研究の過程で、「音読や簡単な計算により前頭前野《ぜんとうぜんや》を活性化することで、その機能を高めることができるのではないか」という仮説が立てられました。この仮説を検証するため、二〇〇一年には、福岡県大川市にある社会福祉法人道海永寿会《どうかいえいじゅかい》を実践フィールドとして、認知症高齢者のケアに「読み」「書き」「計算」の学習を取り入れる実験をおこない、様ざまな成果を上げることができました。

その後、二〇〇三年に仙台市の医療法人松田会、二〇〇四年に岐阜県の社会福祉法人白寿会と研究フィールドを広げ、学習用教材の改良や、教材を介したコミュニケーションのあり方も検討を重ねながら学習システムを完成させ、音読や簡単な計算の学習により認知症高齢者の前頭前野機能が改善できることを明らかにしました。

私たちは、コミュニケーションを取りながら音読や簡単な計算の学習をおこなうこの方法を「学習療法」と名づけました。本書では、私たちが提唱する「学習療法」の理論を説明するとともに、高齢者介護実践の経験を通して考えた「認知症改善に向けた新しい提案」をしていきます。

私たちが提唱する「学習療法」は、認知症と闘うためのきわめて有効なツールになると確信しています。また、本書が認知症に苦しむ方々に一筋の光明となり、また、認知症を予防したいと願う方々にとって、希望の書となれば幸いです。

## 薬を使わずに認知症を改善—非薬物療法

薬を使わずに、認知症の改善をめざす「非薬物療法」として、高齢者介護施設の現場では、①行動療法、②認知療法、③刺激療法の三つがおこなわれています。

①の行動療法とは、たとえば、食べてはいけないものを口にする異食行動を抑えるため、その行動を起こしたときに、すぐ指導をおこなうことで矯正するなど、認知症の方々に生じる多様な異常行動を改善、補正するための治療法です。まずは、正常な日常生活を取り戻そうということです。

②の認知療法については、古くはリアリティオリエンテーションという方法がおこなわれていましたが、現在では回想法が代表的な方法として多くの施設で実施されています。

最近ブームになっているものに、③の刺激療法があります。代表的なものとしては、音楽療法や芸術療法とよばれているものがあり、いろいろな刺激を与えたり、行動を促すことによって脳機能を改善しようというものです。

## 非薬物療法の大きな問題点

非薬物療法は、これまで様ざまな施設で、多くの認知症の方に実践されてきました。確かに効果があったという数多くの報告がされてはいるのですが、一つの大きな問題点があります。それは、これらの療法が認知症の方の認知機能の改善に本当に有効である、ということの証拠となるデータが提出されていないことです。

非薬物療法が医療の現場で認知されるためには、最低限でも実験群と対照群の二つのグループをつくって効果を比較検証することが必要です。しかも、その研究内容が学術論文として公になっていない限り、いかに効果があるという声が現場から寄せられても、医者の立場では「この非薬物療法を使いなさい」という指示は出しがたいのです。

そこで私たちは、「学習療法」が医学的な評価に耐えるだけの研究・検証をしようということを、まず第一の目標課題にしました。

## 従来の非薬物療法とは発想がちがう「学習療法」

刺激療法以外の非薬物療法は、ある機能を失っているからその機能のトレーニングをおこなう、というリハビリテーションの考えに近いところから組み立てられています。

たとえば回想法は、認知症の方は過去の自分の記憶などの「エピソード記憶」を失っていることが多い、だから面談して、むかしのことを思い出してもらおうというものです。従来の非薬物療法は、臨床の現場で認知症の方を実際に観察して、その結果から何をすればいいかを組み立てていく、いわばボトムアップ（おこなうべき提案が下から上がってくること）による方法です。

私たちは、このリハビリテーションとは少しちがう方向から認知症を考えてみました。私たちが提唱しようとしている「学習療法」は、人間の脳がどのように働くかということを、あらかじめ科学的に考えることから始めます。科学的に明らかになっている脳の機能に対して、ある種の働きかけをすることで人間の脳に与える影響の仮説を立てる。その仮説を、実際に介護現場の中で検証しようと考えました。つまり、現場からの提案ではなく、トップダウン（おこなうべきことがトップから命令的に伝えられること）の考え方から、学習療法というものを組み立ててみました。通常、こうしたやり方がうまくいくことはきわめてまれですが、学習療法は思わぬ〝ヒット〟になりました。

## 人間の脳についての基礎知識

「学習療法」を理解する上で、人間の脳、おもに大脳について、どうしても知っておかなければいけない基礎知識があります。

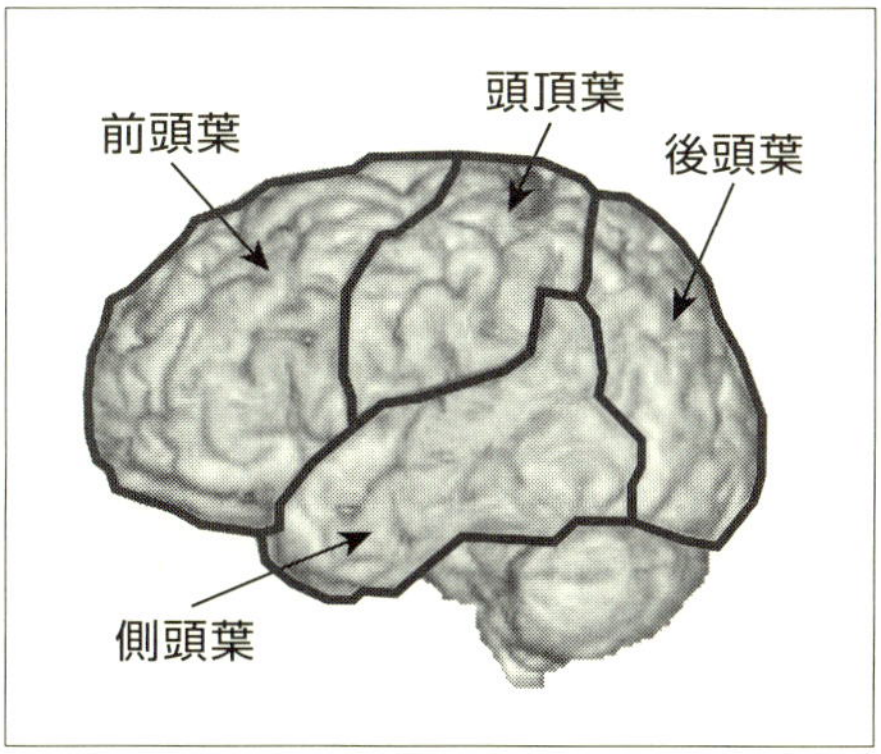


私たちの大脳は大きく分けると、前頭葉《ぜんとうよう》・頭頂葉《とうちょうよう》・側頭葉《そくとうよう》・後頭葉《こうとうよう》という四つの部分で構成され、それぞれの場所がかなりちがう仕事をしています。

額《ひたい》のすぐ後ろにあるのが前頭葉です。いま私たちがもっとも注目している脳の部分です。この前頭葉の後ろ側には、運動野という場所があります。この運動野の基本的な仕事は、運動の機能を司ることで、私たちの手足や体の筋肉を動かせという命令を出します。

頭の横の、ちょうど耳の奥にあるのが側頭葉です。おもに音を聞くという仕事をしています。人の声は耳を通して、側頭葉の上部の真ん中を電気信号となって流れています。そして声は、さらに脳の中を後ろ上方に向かってのぼっていき、後頭葉との狭間までやってきます。ここは有名な医者の名前がついていて、「ウエルニッケ野」

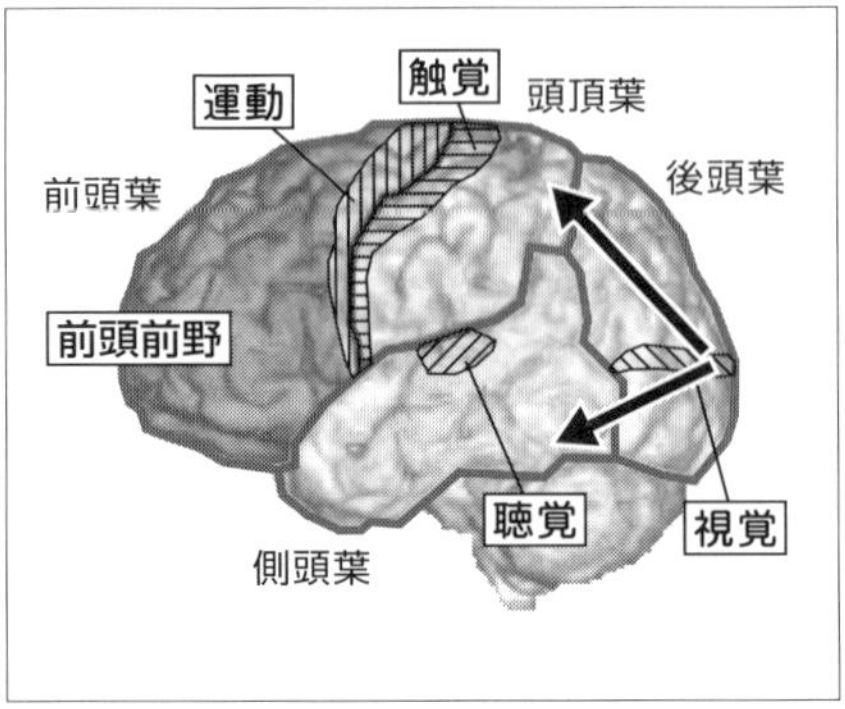

〈見た物の形を認識し、位置関係や空間を認識するときの脳の働き〉

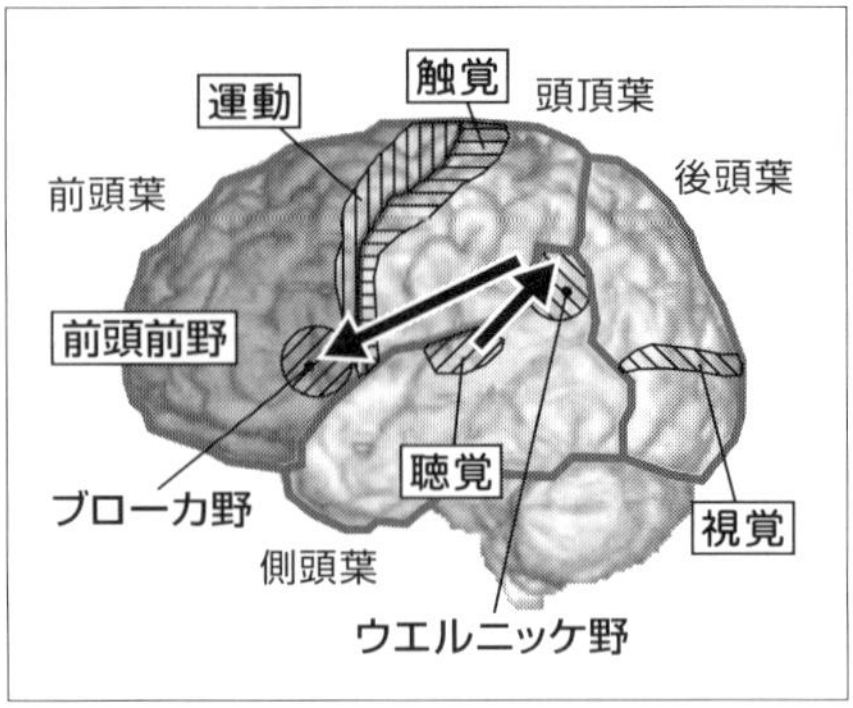

〈耳から入った言葉の意味を理解するときの脳の働き〉

とよばれています。

少し前までの知識では、ウエルニッケ野まで声が運ばれることで言葉の意味の理解ができる、とされていました。ところが最近の脳研究でわかったことは、声はここで止まらずに、前頭葉の下方内側まで回り込んでいきます。ここにも有名な医者の名前がついていて「ブローカ野」とよばれています。ブローカ野は〝言葉をつくり出す場所〟だと医学の教科書に書いてありますが、これも古い考えになってきました。ブローカ野は言葉をつくり出すと同時に、複雑な文の意味を理解するときに働くということが最近わかってきました。このように、人の声は耳から入り、脳の中を駆け巡って初めて、その言葉の意味が理解できることになります。

頭のてっぺんにある頭頂葉は、触覚の脳といわれています。何かに触ったり、だれかに触られたりという情報を、頭頂葉の前方側で処理しています。頭頂葉と後頭葉の狭間には空間的な認知の機能があり、ここが壊れると、右と左の感覚がなくなってしまうといった「失空間症」という症状が出てきます。

頭の後ろ側にある後頭葉は、物を見る仕事をします。後頭葉からは、道が二本走っています。一本目の道は、下方に向かう道で、終点は側頭葉の後ろ下方です。この道を使って、私たちは物の形の認識をしています。この道の終点である側頭葉の下方後ろ、耳の付け根の奥の場所には、様ざまな物の形の記憶が書き込まれています。人の顔の記憶や、習い覚えてきた漢字の形の記憶などが、すべてこの耳の奥にまとめてしまってあります。ここが病気で壊れてしまうと、人の顔の形がわからなくなるという「相貌失認《そうぼうしつにん》」の症状が生じます。もう一本の道は、上方に向かう道です。この道を使って私たちは、物の位置関係、空間の認知をしています。

## ■前頭前野が発達している人間

脳の中で、私たち脳の学者がもっとも注目している領域があります。前頭葉の、運動野の前側に広がる広い領域です。ここを前頭前野といいますが、研究者によっては前頭連合野とよぶ人もいます。前頭前野に注目したのには、いくつかの理由があります。

まず一つめの理由は、私たち人間の脳と他の動物の脳を並べて比べてみると、人間の脳だけが前頭前野がとくに大きく発達している、という事実です。人間の次に高度な脳を持つ動物としては類人猿、たとえばチンパンジーやボノボをあげることができますが、彼らの脳に占める前頭前野の割合は七〜一〇%しかありません。ところが私たち人間は、大脳の三〇%以上が前頭前野によって占められています。「人間とは何か?」という問いに対して、脳の研究者は「前頭前野が発達しているのが人間だ」と答えることができます。つまり、

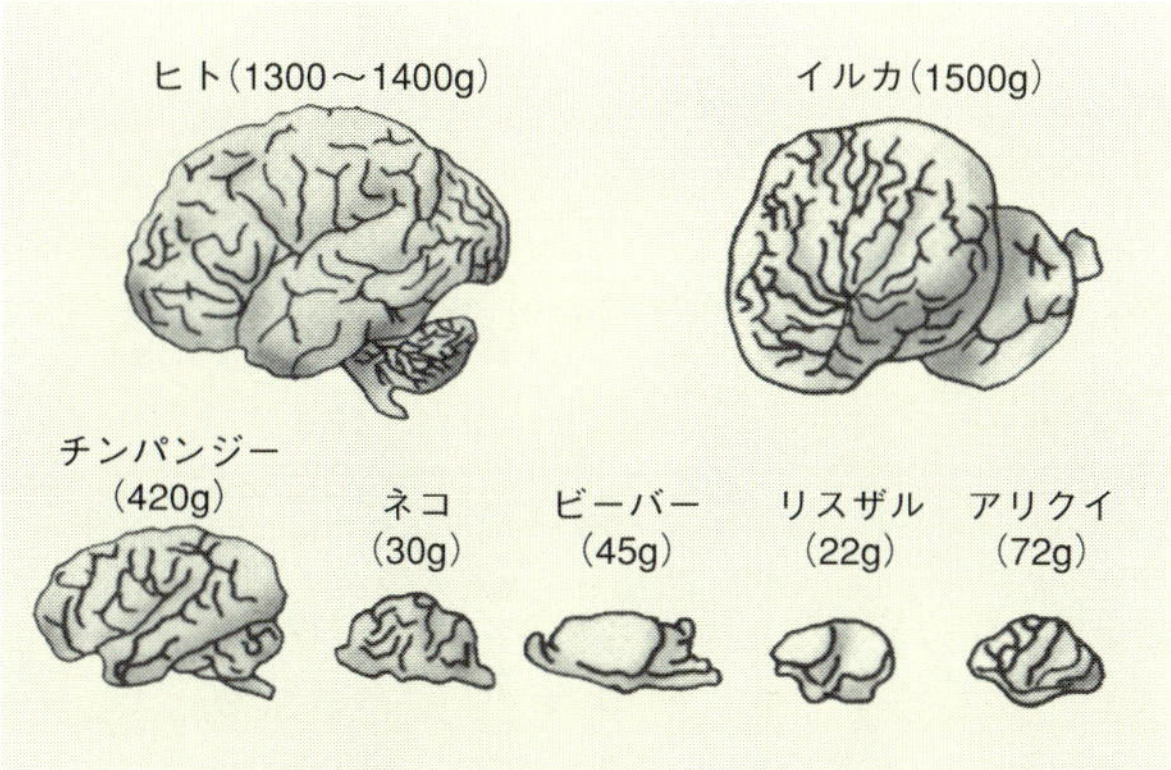


動物の脳の大きさくらべ　(　)は脳の重さ
(『自分の脳を自分で育てる』川島隆太／著　くもん出版より)

前頭前野は人間ならではの脳だ、ということになります。

二つめの理由は、この前頭前野の機能がよくわかってきた、ということです。以前は、この前頭前野は「沈黙の脳」だとされていました。前頭前野にできてしまった腫瘍《しゅよう》を脳外科医が切除したとしても、麻痺や言語障害といった大きな障害が起きないことから、前頭前野はあまり大事な仕事はしていないだろうと信じられてきたのです。ところが最近、私たちが取り組んでいるような、脳の働きを画像にして調べる脳機能イメージング手法を使った人間の脳の研究から、前頭前野はひじょうに大切な機能を担っている、ということがわかってきました。

## 前頭前野に宿る能力

前頭前野の働きには、①思考する、②行動を抑制する、③コミュニケーション(対話)をする、④意思決定をする、⑤情動(感情)を制御する、⑥記憶をコントロールする、⑦意識・注意を集中する、⑧注意を分散する、⑨やる気を出す、などがあります。まさしく人間ならではの、高次な機能を担当しているといえます。

前頭前野の働きについて、もう少しくわしく見てみましょう。

前頭前野は、行動や感情の制御をします。とくに「抑え込む」こと、「抑制」することが得意です。いっぽうで、大脳の内側にある辺縁系《へんえんけい》という古い脳からは、本能的に「戦う」とか「逃げる」という気持ちがわき起こってきます。それでも私たちは、それを理性で抑え込むことができます。この理性で抑え込むということが、まさにこの前頭前野の役割です。また、怒りや悲しみといった強い感情に身をまかせてしまうのではなく、情動を制御し、理性的に行動することができます。自分の行動をコントロールし、社会のモラルやルールを守るという気持ちは、前頭前野からわき起こってくるのです。

また前頭前野は、コミュニケーションを扱っています。多くの人は左の脳の前頭前野を使って、言葉によるコミュニケーションをしています。そして右の脳の前頭前野では、言葉以外のコミュニケーションをしています。顔の表情や声の調子、ジェスチャーを読み取ることがこれにあたります。この両方を使って初めて、人間らしいコミュニケーションができます。

「意欲」がわき起こるのも、前頭前野からです。意欲がなくなってしまう病気に、「うつ病」という症状があります。以前、私たちは高齢で、難治性のうつ病になられた方々の脳機能の測定をおこなったことがあります。薬を使い、生活上はうつ状態ではないまでに回復したにもかかわらず、難治性のうつ病の方々は皆さん、そろって前頭前野の働きが落ち込んでいました。このことから、うつ病とは心の病というよりも、脳の機能不全であるといえます。そこから様ざまな薬物療法が始まり、効果を上げています。「意欲」と「前頭前野」の関係は、医学の臨床現場からも間接的に証明されてきています。

## 身近にある認知症

六〇、七〇、八〇と歳を重ねるにつれ、認知症は避けて通れない大きな問題になってきます。脳の血管の病気から認知症になることもあれば、アルツハイマーのように、脳神経が死滅していくことで認知症になることもあります。さらには、精神疾患がもとで認知症を発症することもあり、様ざまな原因から認知症という症状になってしまうのです。

認知症になると、まず行動と感情を制御する力が弱くなります。その結果、異常行動を取ったり、徘《はい》徊《かい》をしたり、泣いたり、わめいたりと、感情の起伏の差がひじょうに大きくなり、周りの人にとってもいっしょに社会生活が送りにくい人へと変わっていくことになります。

やがて、コミュニケーションがうまく取れない状態に陥ります。それは、認知症の方々が自分の思いをきちんと表現できなくなったり、私たちの伝えたいことが認知症の方々に理解してもらえない状態になったりします。これらは認知症の症状の一例ですが、何よりも困ることは、意欲が低下することで自発性も低下してしまうことです。自分の力で食事ができない、着替えができない、トイレにも行けなくなるなど、身辺自立能力が失われ、社会生活をきちんと送れなくなってしまいます。認知症が進行して、家族といっしょに楽しく生活していけなくなる理由というのが、この前頭前野の機能の低下と直結しているのです。

人間ならではの脳である前頭前野の働きをきちんと保ち、鍛え直す方法を見つけることができれば、脳の老化からのがれることができるかもしれないのです。家族とコミュニケーションが取れて、自分の身の回りのことが自分でできたとしたら、認知症でありながらも、家族といっしょに、いつまでも楽しく生活することが可能かもしれない。症状が表に出ない状態をつくれるかもしれないという仮説を、私たちは脳の研究者として立てました。

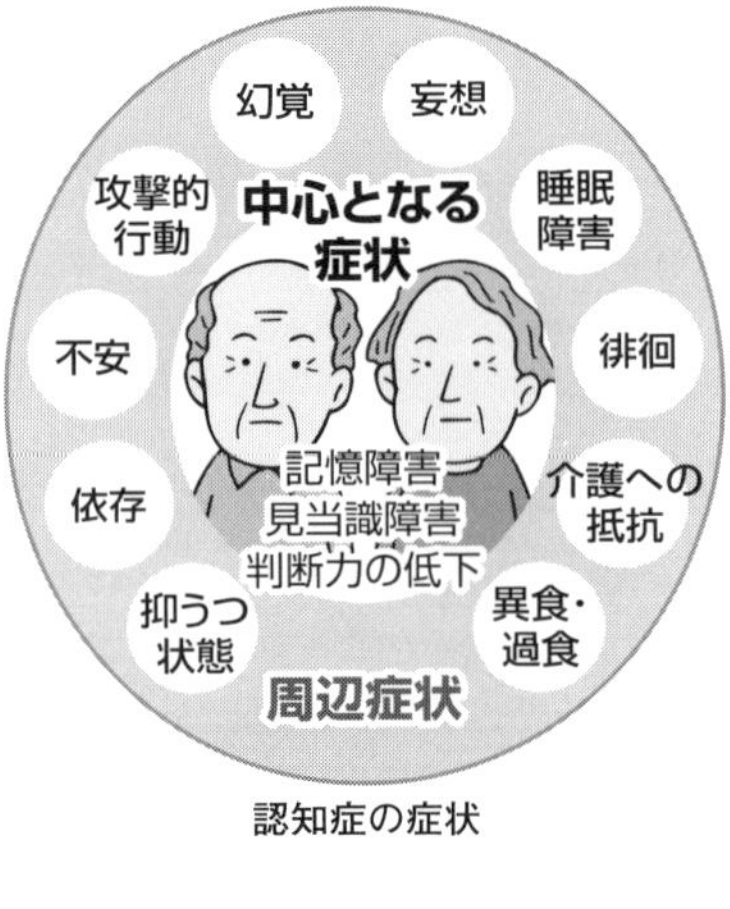

認知症の症状

## 筋肉のように脳を鍛えられるか

先の仮説を立証するためには、脳を鍛えることで前頭前野の機能を高めることが可能なのか、ということを検証しなければいけません。じつは、科学的にはたくさんの問題が、ここに含まれています。少なくとも二つの大きな問題点があります。

一つは、「人間の脳は私たちの体の筋肉のように、使えば使うほど機能が上がるのか」ということです。何となく「機能は上がるにちがいない」と想像できますが、これを証明した実験はまだありません。

もう一つの問題点は、計算問題を解くことで脳を鍛えたとしても、単に計算をする能力が上がるだけで、本来の目的である、前頭前野の能力を上げることが本当にできているのかどうか、ということです。

## 前頭前野の実行機能

私たちは、何の根拠もなく、読み書き・計算で脳を鍛えることができるという考えを持ってきたわけではありません。

私たち脳の研究者が注目している場所に、「背外側《はいがいそく》前頭前野」とよばれている場所があります。前頭前野の中でも「実行機能」という、もっとも高次な機能が宿っていると考えられている所です。「実行機能」とは、すべての高次な精神活動を支えている、さらに上位の精神機能であると考えられています。いわば、コンピュータの中のコンピュータです。私たちは、読み書き・計算で「実行機能」を毎日使い、その力が向上すれば、その他の能力も上がってくるだろうという仮説を立てました。

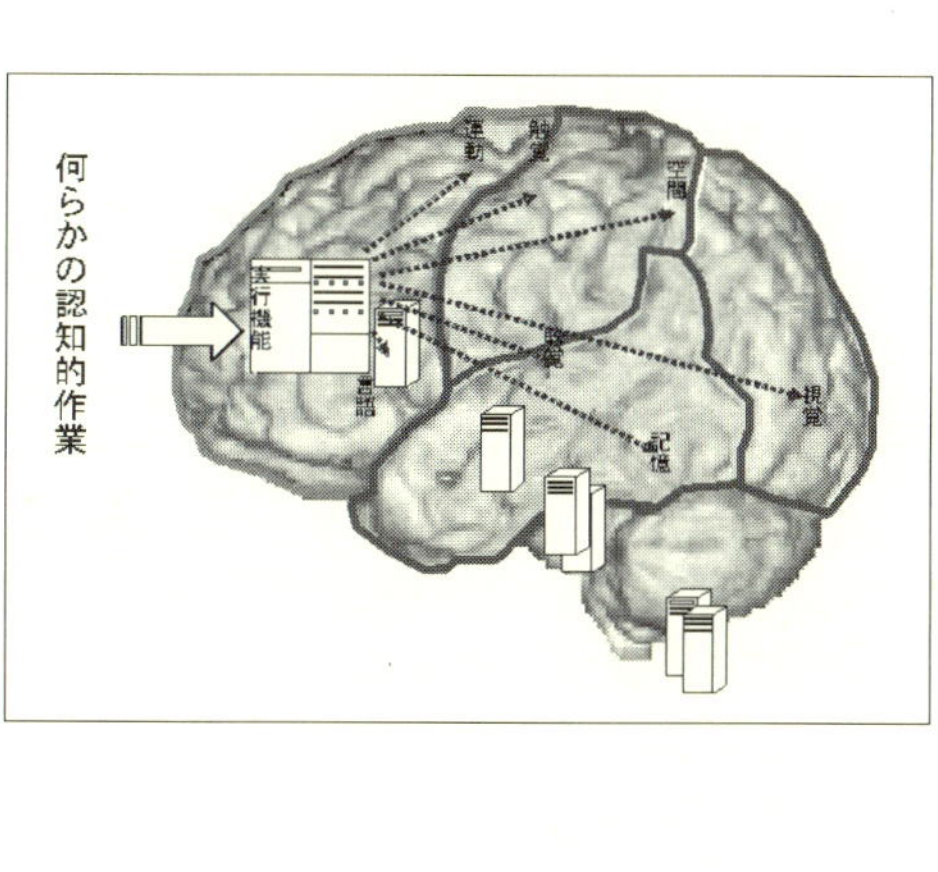


## 読み書き・計算で脳を活性化させる

どうすれば前頭前野を活性化し、さらに実行機能を高めることができるのか。これを知るのに、私たちがふだん大学でやっている研究や技術が役に立ちました。ｆＭＲＩや光トポグラフィーというような装置を使って、人間の脳が何をすればどこが働くのか、ということを画像で記録する技術を持っていたのです。

そこで考えたのが、多くの人にいろいろな行為をしてもらい、その最中の脳の画像を撮影して、比較することです。つまり、認知症の方にも、子どもにもできる行為の中で、確実に前頭前野を働かせ、実行機能を使うのは何か、ということを科学的に見つけ出そうと考えたわけです。

私たちの研究グループは、私が十数年おこなっている脳機能研究の結果をすべて見直すことで、ある一つの結論に達しました。簡単な計算をおこなったり数をかぞえたりすること、また文字や文章を声に出して読むことで、私たちの脳は前頭前野を含む多くの領域が同時に活性化する、という科学的事実を発見したのです。

巻頭カラーの図③をごらんください。

赤くなっている所ほど、神経細胞が活発に働いていることをあらわしています。たとえば１＋１＝２という計算をするだけで、私たちの脳は左右の脳とも、前頭前野を含めた多くの場所が活性化します。皆さんが「数学が得意だから、一桁の計算なんかでは脳は使わない」とどんなに主張してみても、脳は確実に働くことがすでに証明されているのです。実際に私たちは、幼稚園生から中学生、高校生、大学生、高齢者の方々にも検査装置

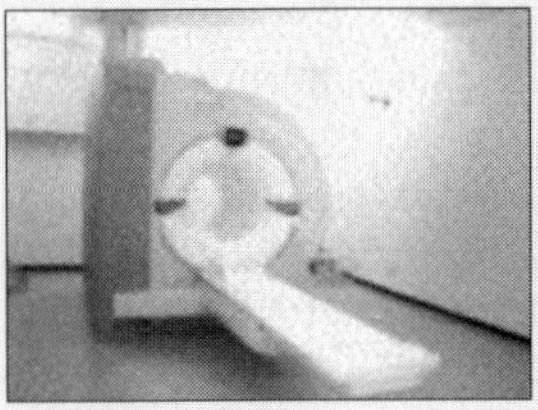
fMRI

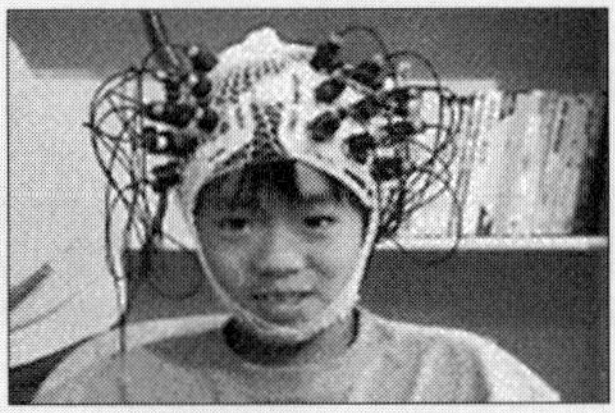
近赤外計測（光トポグラフィー）

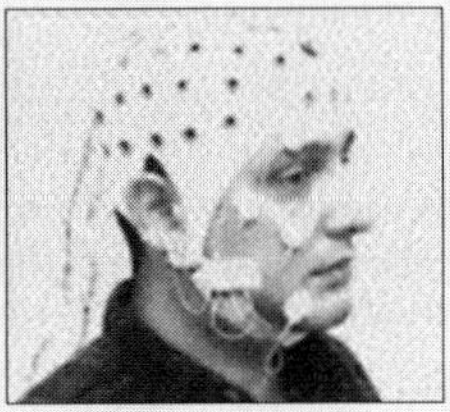
脳電図（脳波計）

脳の働きを記録する装置

に入って計算問題を解いてもらいました。その結果、だれからも同じ反応が出ます。理学部の物理の教授にもやってもらいましたが、1＋1＝2という計算で、脳はまったく同じように活発に反応をすることが実証されています。

なぜこのような反応が起こるのかという理由は、よくわかっていません。しかし、「計算をする」、「数をかぞえる」、「文字を読む」という行為に私たちの脳がこんなに反応するということは、科学的な事実なのです。

## 現場で実験を開始

二〇〇一年九月、私たちは、福岡県大川市にある社会福祉法人道海永寿会（特別養護老人ホーム「永寿園」や、介護老人保健施設「ふれあいの里道海」をはじめとして、様ざまな介護老人施設を運営する。通称「永寿《えいじゅ》の郷《さと》」）の各種施設を実践フィールドとして、読み書き・計算による生活介入の研究をスタートしました。

まず、認知症高齢者の方々を二つに分けました。学習群の四七名には、一日に一五分を目安に、ドリルを使った読み書き・計算のトレーニングをおこないました。また、いっぽうの対照群の方々は同じ介護を受けますが、このトレーニングはおこないません。医学的にきちんと効果を検証したいというとき

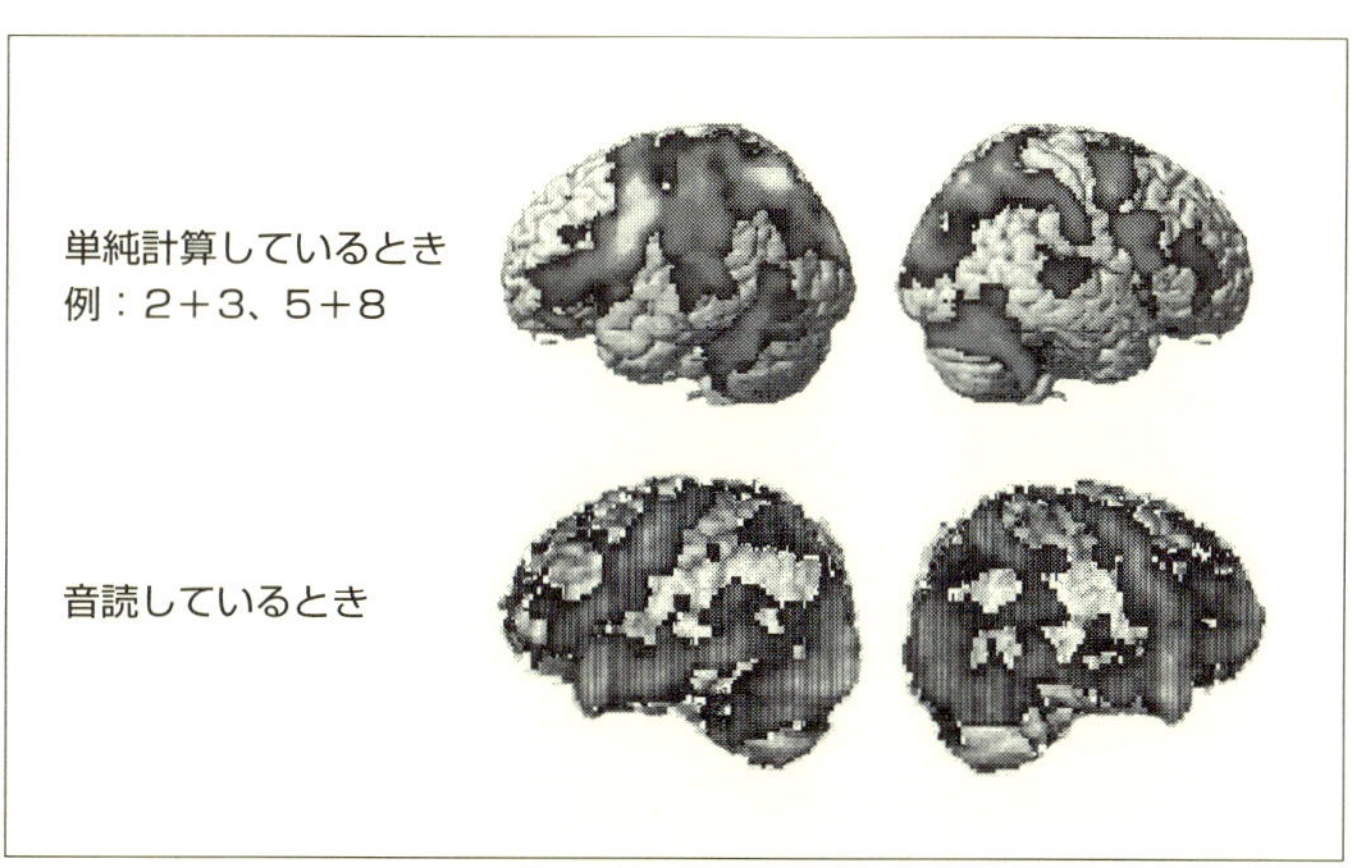

fMRIで記録した脳の働き

には、何らかの治療を施す群と、治療以外の状況は同じだが治療は施さない群をつくる、というのが最低条件です。

しかしこの条件が、実際の介護の現場ではとても難しいことです。認知症に苦しむ方とそのご家族が目の前におられる。明らかにこの方法は効果があるとわかっていて、自分はやってあげたい。でも自分たちの方法が正しいことを証明するために、ある人たちにはやるけれども、同じように困っている別の人たちにはあえて何もしないということは、現場ではなかなかできることではありません。これが、現場で効果があると報告されている非薬物療法が科学的に証明できない大きな理由です。私たちのような大学の研究者が学術研究として、ある意味でドライに割り切って実験をしないとなかなかデータが出てこない、ということでもあります。

## 学習療法の成果—医学的な検証をMMSEとFABで—

私たちは、「学習療法」が脳機能にどのような影響を与えるのかを知るために、学習療法開始前と、開始以後は三か月ごとに、学習者全員の脳機能を検査しています。検査は次の二種類です。

一つは、「MMSE（全般的認知機能検査）」とよばれるものです。この検査は、世界中の介護施設や医療施設で標準的に用いられているもので、認知能力全体を評価します。三〇点が満点で、二一点以下だと認知症症状がある、との診断が下せます。

もう一つは、二〇〇〇年にアメリカで発表された「FAB（前頭葉機能検査）」とよばれるもので、前頭葉の機能を調べることができます。一八点満点で、健康な成人ならほぼ満点が取れます。

私たちは、MMSEとFABの半年間の得点変化について、学習者の中からアルツハイマー型認知症と診断された一六名分のデータをまとめました。

比較する対照として、同じ施設で同じケアを受けているが、学習療法だけは受けていない一六名の脳機能も計測しました。平均年齢や学習療法前の脳機能の平均値は、学習療法をおこなった群も比較対照とする群も同じになるようにしてあります。

まず、ＭＭＳＥ得点の半年間の変化から、次のことがわかりました。

①学習をおこなわなかった対照群のＭＭＳＥ得点は、半年間の観察期間中、統計的にも有意に低下すること

②学習群では、半年後にもＭＭＳＥ得点は低下しないこと

③学習開始前は、対照群も学習群も同じＭＭＳＥの平均得点を示していたが、半年後には有意な差がついてしまったこと

つまり、何もしないでいると症状が悪化するアルツハイマー型認知症高齢者の認知能力を低下させない効果が、学習療法で得られることがわかりました。アメリカの論文によると、一般的には、アルツハイマー型認知症高齢者では、ＭＭＳＥ得点が二年間で約三分の一になってしまうという報告があります。

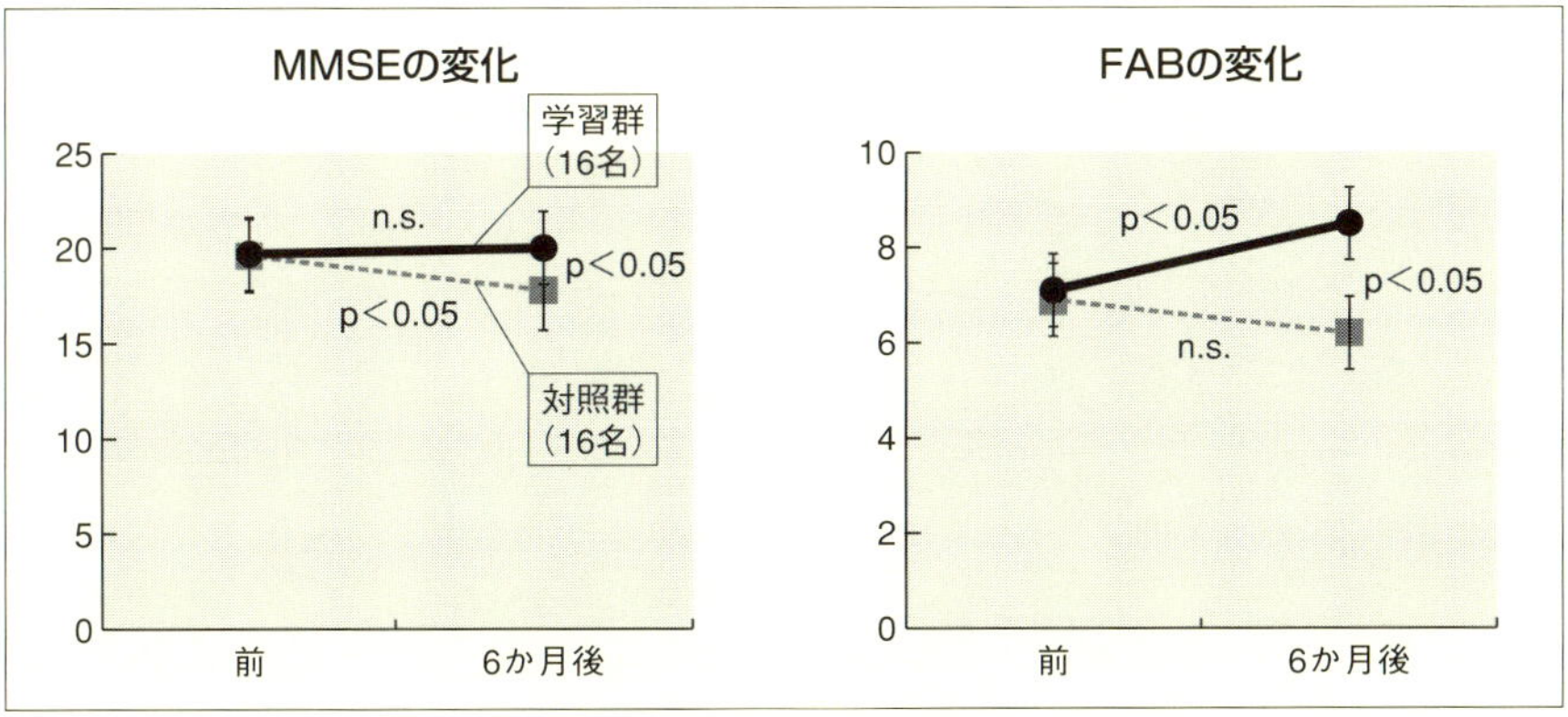


学習療法6か月間の成果

ＦＡＢ得点の半年間の変化では、次のことがわかりました。
①対照群のＦＡＢ得点は、半年間の観察期間中にわずかに低下するが、統計的には有意ではないこと
②学習群では、学習開始半年後にはＦＡＢ得点が統計的に有意に上昇すること
③学習開始前は、対照群も学習群も同じＦＡＢの平均値を示していたが、半年後には統計的に有意な差がついてしまったこと
つまり、学習療法によってアルツハイマー型認知症高齢者の前頭葉機能を改善させる効果が得られたのです。

これまで、アルツハイマー型認知症高齢者の脳の機能を向上させたという医学論文は、ほとんど見つけることができません。それも一〇名以上の集団で改善させたという論文は皆無である、といっても過言ではありません。二〇〇五年の米国老年学会誌（"Journal of Gerontology"）に、私たちの学習療法の研究論文が掲載されました。通常は、この雑誌に掲載されるまでに二年はかかるといわれているのですが、投稿後一か月で掲載通知が届きました。世界的に見ても学習療法は、医学の常識では奇跡の領域に入るのかもしれません。
どんなにいい薬を使っても、どんなにいいといわれている療法をおこなってもなし得なかったことが、読み書き・計算で自分の脳を自分で鍛える、ということを私たちがお手伝いしただけで、脳機能の改善が得られたのです。そのことをこのデータは示しています。

## 全般的認知機能検査—MMSE（Mini-Mental State Examination）

①【時間の見当識】
「今日は何月何日ですか」「今年は何年ですか」「今日は何曜日ですか」などと質問し、答えてもらう。

②【場所の見当識】
「ここは都道府県でいうと何ですか」「ここは何階ですか」などと質問し、答えてもらう。

③【即時想起】
「さくら、猫、電車」の名前を言って、回答者にその名前を繰り返して言ってもらう。

④【計算】
100から順に7を引いてもらう。

⑤【遅延再生】
③で質問した3つのものの名前を言ってもらう。

⑥【物品呼称】
時計と鉛筆を見せて、「これは何ですか？」と質問して、名前を言ってもらう。

⑦【文の復唱】
「みんなで力を合わせて綱を引きます」と言って、この文章を復唱してもらう。

⑧【口頭指示】
何も書いていない用紙を出して、「右手で紙を持って」「半分に折って」「机の上に置いてください」と指示し、おこなってもらう。

⑨【書字指示】
「目を閉じなさい」と書いた用紙を見せて、「この通りにしてください」と伝え、おこなってもらう。

⑩【自発書字】
「ここに何か文章を書いてください」と伝え、書いてもらう。

⑪【図形模写】
図形が描いてある用紙を見せて、「この図形を正確に描き写してください」と伝え、描いてもらう。

＜文献＞Fillenbaum GG,et al.Scoring nonresponse on the Mini-Mental State Examination. Psychol Med 1988;18:1021-1025.

## 前頭葉機能検査—FAB（A frontal assessment battery at bedside）

**① ある2つのものの似ているところを答えるテスト【概念化課題】**

「りんごとみかんはどこが似ていますか？」という質問に対して、「くだものです」など、両者の共通概念が答えられるか。

**② 言葉をたくさんつくるテスト【知的柔軟性課題】**

「〝か〟から始まる言葉を、できるだけたくさんあげてください」という質問に対して、1分間にいくつ言えるか。

**③ 両手運動のテスト【行動プログラム課題】**

質問者とテストを受ける人が向かい合い、次のような見本を見せる。上に向けた左の手のひらを、右手で①グーにしてたたく、②チョップする、③パーにしてパチンと手のひら同士を合わせる、という3つの動きを3回繰り返す。これと同じ動きを続けてできるかどうか。

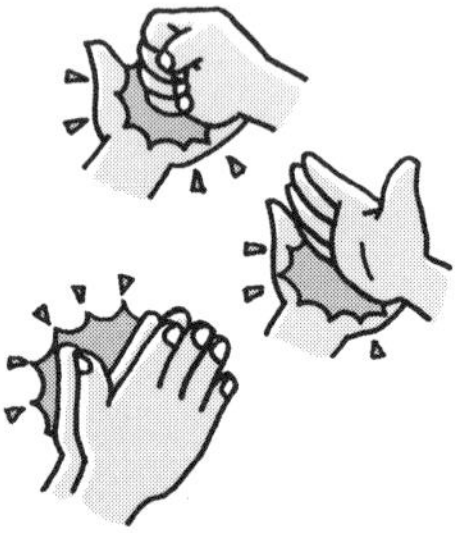

**④ 指運動のテスト（その1）【反応の選択課題】**

「私が机を指でポンと1回たたいたら、あなたは指でポンポンと2回たたいてください。次に私がポンポンと2回たたいたら、あなたはポンと1回たたいてください」というルールを説明。たとえば「ポン、ポン、ポンポン、ポンポン、ポン、････」という具合に、1回と2回をランダムに入れた連続運動に対して、ルール通りにたたけるかどうか。

**⑤ 指運動のテスト（その2）【GO/NO-GO課題】**

④と同じ要領で、「私が指でポンとたたいたら、あなたもポンと1回たたいてください。私がポンポンと2回たたいたら、あなたはたたかないでください」というルールを説明。連続運動に対してルール通りにたたけるかどうか。

**⑥ 動かないテスト【自主性の課題】**

テストを受ける人は座った姿勢で、両手の手のひらを上向きにして机の上に置く。質問者が「私の手を握らないでください」と言ってから、両手をゆっくりとテストを受ける人の手のひらに近づけていく。手を握り返さないかどうか。

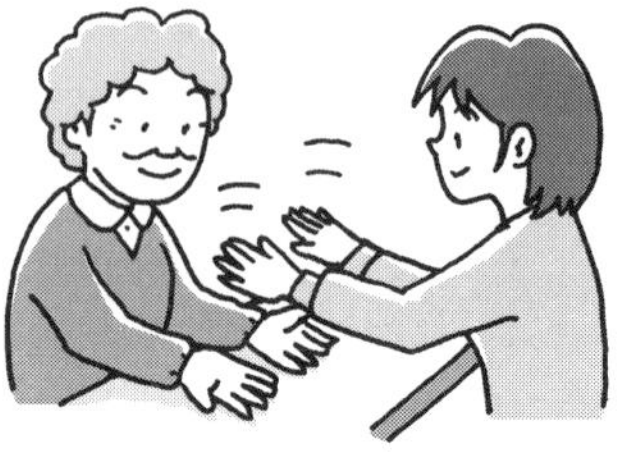

＜文献＞Dubois B,et al.The FAB. Neurology 2000;55:1621-1626

## 読み書き・計算で認知症高齢者の脳に何が起きるか？

さらに私たちは、高齢者の方々の脳の中で何が起こっているかを調べるために、近赤外計測装置（光トポグラフィー・33ページ参照）を使って、脳機能の計測もおこないました。学習療法の開始前に、認知症高齢者が音読しているときの前頭前野の働きを測定してみました。

巻頭カラーの図④「音読中の測定」をご覧ください。

左の画像は、アルツハイマー型認知症の方が学習療法を開始する前の様子を示しています。健康な人が音読すると、左右の脳の前頭前野が活発に働くことを示す赤色が広がります（巻頭カラーの図④「本を音読しているとき」）。しかし、認知症高齢者の場合は、赤色の部分は少なく、脳はほとんど反応していません。このことからも、認知症というのは前頭前野がほとんど働かない状態だということを示しています。

右の画像は同じ人が、学習療法を一か月間実施した後の脳の状況を示したものです。前頭前野が活発に働いていることがわかります。

このように、脳の機能が変化することを、私たちは専門用語で「可塑性」とよんでいます。学習療法をおこなうことにより、残ってい

音読中の測定

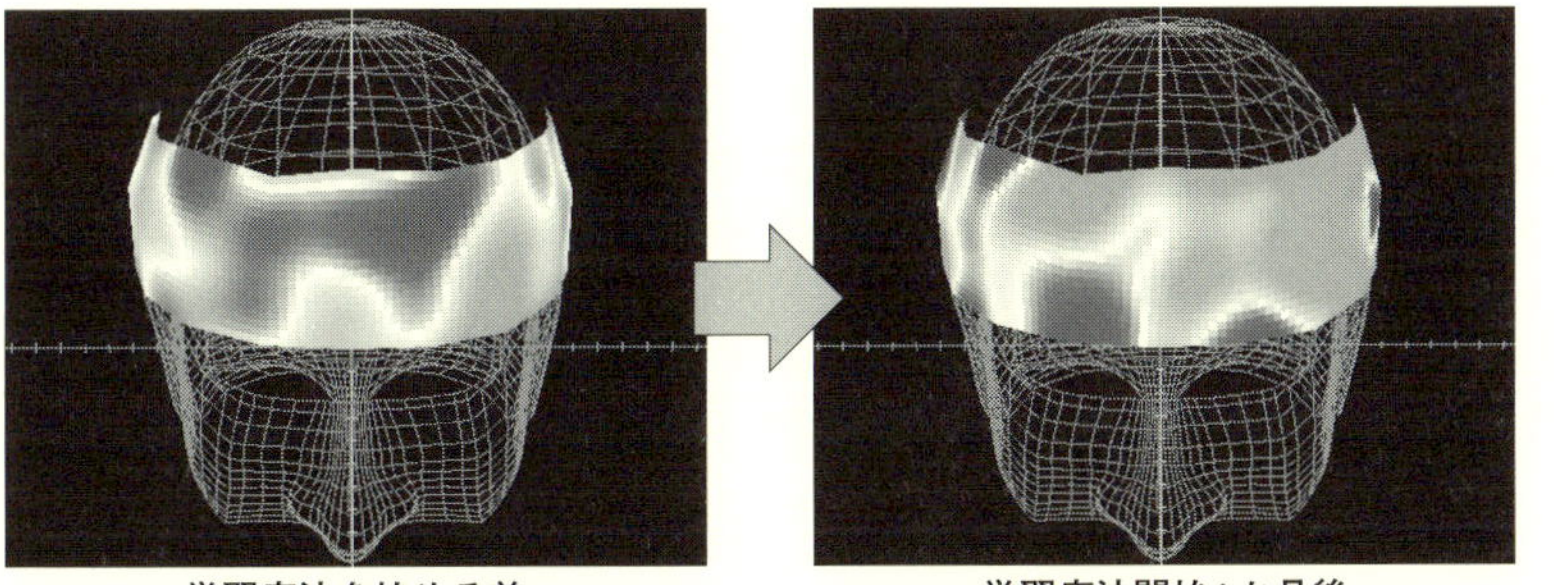


82歳女性アルツハイマー　MMSE得点15　FAB得点7

る脳細胞がさらにいろいろな脳細胞とつながり合いながら機能を取り戻していった、という証拠がここにあらわれています。

## ■他の施設でも重ねた研究

永寿の郷での研究を通して、読み書き・計算を使ったトレーニングによる認知症高齢者への効果を証明しました。ここから先は、高齢者介護現場の方々にバトンを渡し、現場で実践を積み重ねていただくこととして、私たちの研究グループは本来の目的である「子どもの脳の研究」に戻る計画でした。ところが、永寿の郷での研究成果がマスコミで紹介される機会が多くなり、地方自治体から共同研究の申し出が寄せられるようになりました。これは、超高齢社会や認知症の問題が地域社会はもとより、国家レベルで取り組まなければいけないほどの大きな課題になってきており、「学習療法」という具体的な方法が未来への一筋の光明ととらえられている、ということなのかもしれません。

二〇〇三年六月、宮城県仙台市と東北大学との「学都共同研究プロジェクト」の一つとして、学習療法の実践研究が始まりました。この第二期研究の場となったのは、仙台市の医療法人松田会「エバーグリーン病院」(老人性認知症疾患専門病院)と介護老人保健施設

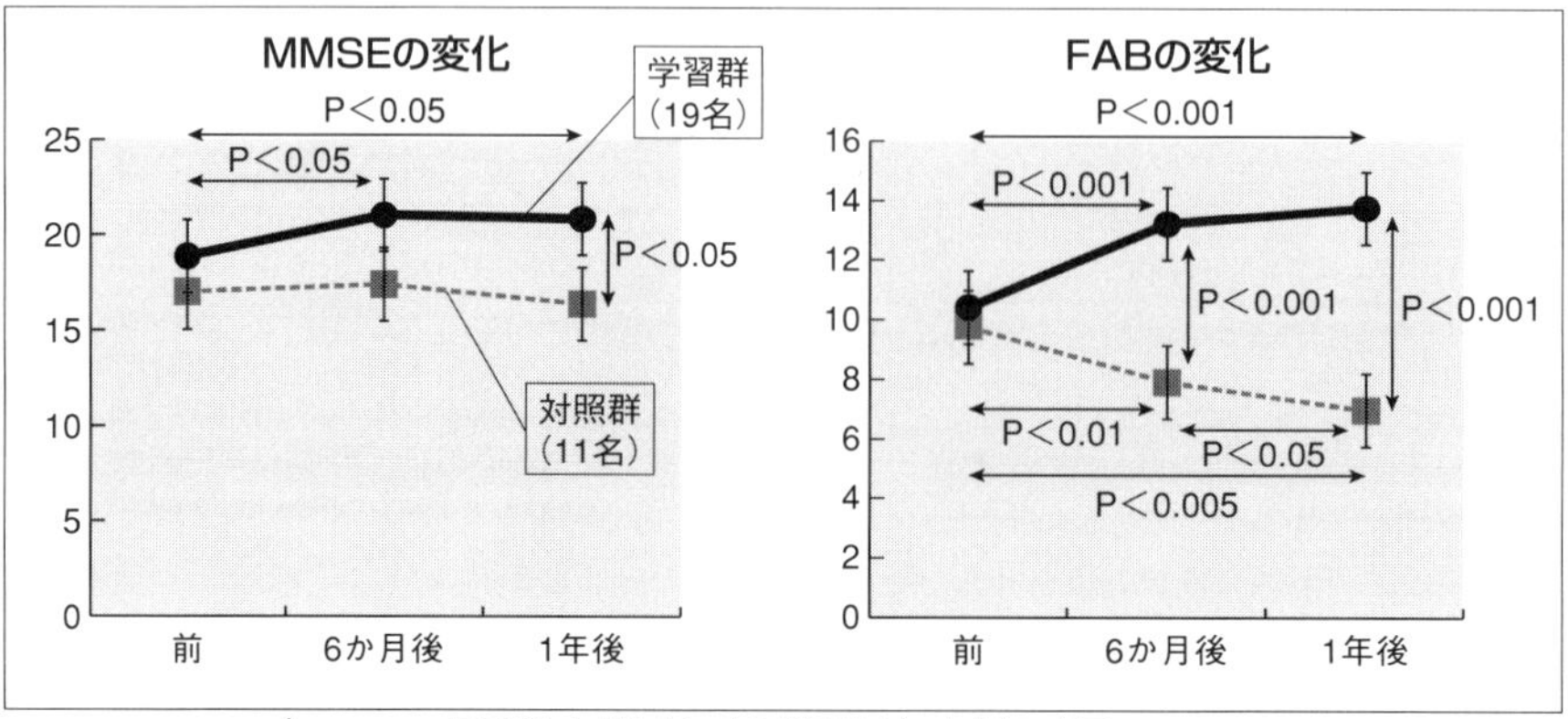


医療法人 松田会での学習療法1年間の成果

「エバーグリーンイズミ」です。七〇歳から九四歳までの入所者のリハビリに学習療法を取り入れましたが、永寿の郷とほぼ同じ結果が出ています。

学習療法をする学習群は一九名、対照群は一一名です。グラフには、ＭＭＳＥとＦＡＢの変化を示していますが、学習群はよくなりました。いっぽうで通常の介護を受けているだけの対照群は、ゆっくりと悪化しています。学習療法をやれば認知症は改善し、やらなければ認知症は進んでいくことが、ここでも確認できたわけです。また、ＡＤＬ（日常生活動作）においては、他者とのコミュニケーション能力の向上、排泄や衣服着脱の自立、自己の過去の記憶（エピソード記憶）を取り戻す、身体能力の向上などの、様ざまな変化が認められています。

さらに、二〇〇四年七月には、県のモデル事業として岐阜県との共同研究も始まりました。第三期の実験のフィールドになったのは、県からの推薦を受けた社会福祉法人白寿会・特別養護老人ホーム「いぶき苑」です。学習療法をおこなったのは、入所中の一七名（平均年齢八三・二歳）の認知症高齢者です。第一期・第二期研究とは異なり、重度の認知症の方が対象でした。ＦＡＢの数値は、六か月後には上昇し、一七名中、一六名の学習者の前頭前野機能が改善しま

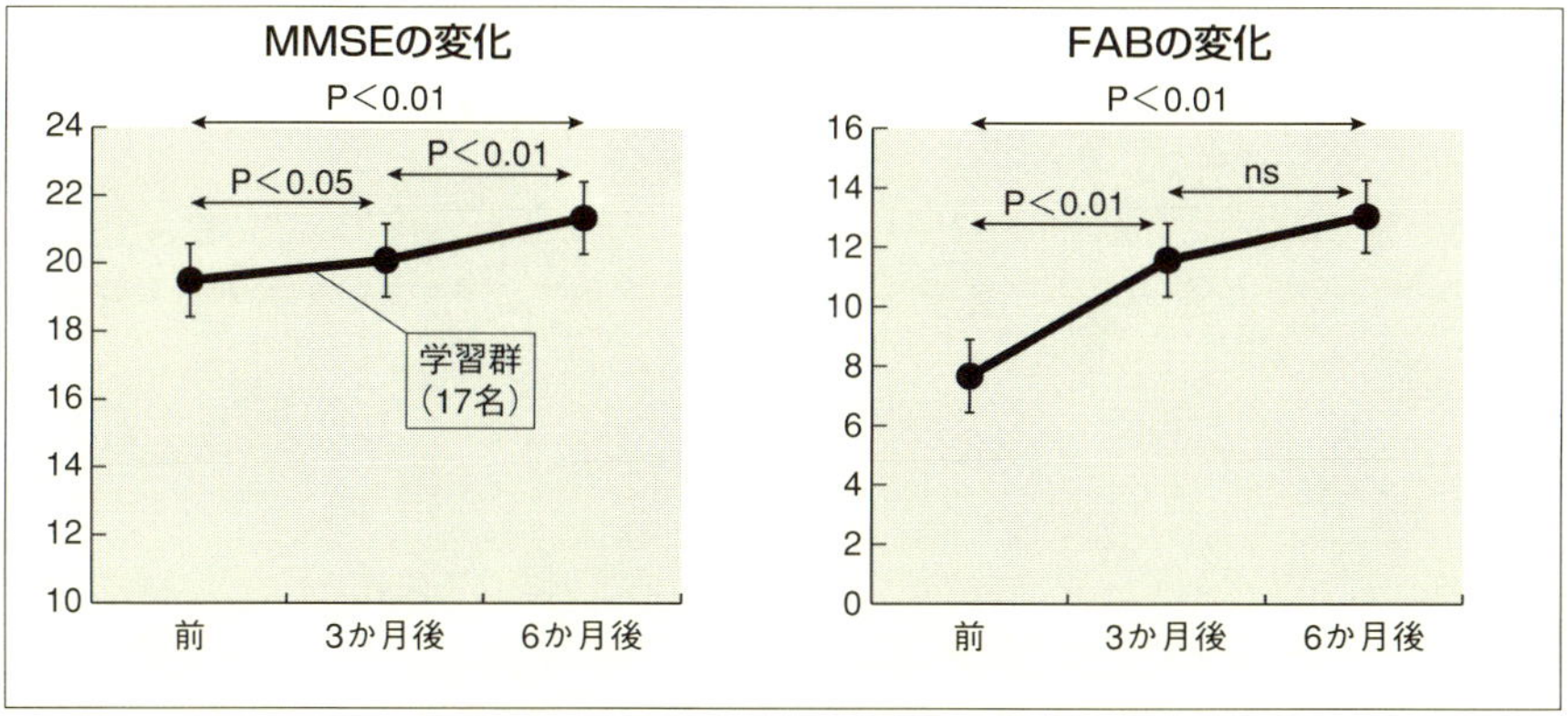


社会福祉法人 白寿会での学習療法1年間の成果

した。ＭＭＳＥの数値も、六か月後には上昇し、半年間のトレーニングによって、一七名のうち一五名の学習者の全般的認知機能が改善しました。いぶき苑においても、学習群は他者とのコミュニケーション能力（言語・非言語の双方とも）の向上、意欲の向上、排泄の自立などの顕著な改善が見られています。

ご紹介したように、福岡県の道海永寿会、宮城県の松田会、岐阜県の白寿会のいずれの施設においても、脳全体の認知機能を測定するＭＭＳＥ、前頭葉機能を測定するＦＡＢが維持・改善しています。そして、学習療法の効果は、これらの数値が単に向上したということにとどまるものではありませんでした。学習が進むにつれて、まったく無表情であった方に笑顔が認められるようになりました。おむつにたよっていた方が尿意や便意を伝えることができるようになり、ついには自分でトイレに行けるようになりました。このような日常生活での大きな変化があらわれたのです。また、学習に参加された高齢者のほとんどが、自発的に学習に参加されました。学習時間が来るのを楽しみにされ、なかには学習室の前で、自分の学習順が来るのを列をつくって待っている方々もおられるほどでした。

## 認知症を予防する活動への応用

共同研究グループである仙台市や岐阜県では、それぞれ二〇〇三年、二〇〇四年から、学習療法を応用して、認知症の予防を目的にした「脳の健康教室」が始まりました。ＭＭＳＥは二七～三〇点が正常値ですが、二六点以下になると認知症ではないが正常でもないという状態で、医学的には「軽度認知障害（ＭＣＩ）」の疑いがあるといいます。東北大学医学部の追跡調査の結果では、この軽度認知障害になった方のうち、ほぼ二割がその後一年間に認知症になっていくことがわかっています。

私たちが岐阜県でおこなったプロジェクトでは、参加いただいた五一人中二〇人が、軽度認知障害と判定される数値以下の状態になっていました。しかし、この方々に半年間学習をおこなってもらうことで、九〇%の一八人が、正常な数値に戻れたのです。東京都の品川区でおこなったプロジェクトでも、九五%の方が半年間のトレーニングで正常に戻りました。

学習療法を応用した脳のトレーニングによって、脳機能を向上させることができる。認知症に片足を踏み入れた人たちであっても、トレーニングをすることによって、健康な状態に戻すことができることがわかりました。ただ、私たちはこの成果をもって、認知症の予防になるとは申しません。なぜならば、「学習療法」は、認知症の原因自体を防ぐということはしていないからです。脳血管型の認知症の場合は、生活習慣病の予防そのものが認知症の予防になります。アルツハイマー型の認知症の場合でも、ベータアミロイドという物質が脳に沈着するのをどうやって防ぐのか、という方法はまだわかっていません。でも、私たちがおこなっているこの方法は、認知症になってしまったとしても、認知機能の低下によって健康に社会生活を営めなくなるまでの年月を、一年、三年後ろに押しやることは可能です。だから、認知症という症状自体は予防できなくても、健康に暮らせる年月を延ばすことはできる、健康寿命を延ばすことはできそうだと私たちは考えています。

一九九八年から始まった、東北大学と公文教育研究会による子どものための共同研究プロジェクトは、読み書き・計算が脳を活性化するのではないかという仮説を検証する中で、認知症高齢者の脳機能の維持・改善を可能にする「学習療法」という方法を発見しました。高齢者対策は、国にとってもひじょうに重要な課題になってきています。「学習療法」は研究を開始して、すでに五年が経過しました。認知症高齢者を対象にした「学習療法」は、ほぼすべての都道府県において、多くの高齢者介護・医療施設で施設全体の取り組みとして導入されています。また、認知症予防の取り組みである「脳の健康教室」を開催している自治体も、全国に急速に広がっています。

「学習療法」による認知症の維持・改善の効果は、すでに検証・証明されています。だれでも手軽に実践できる「読み書き・計算による脳のトレーニング」を、ご家庭で、あるいは高齢者施設の中で、ぜひ生活の一部として取り入れていただきたいと思います。「老い」は万人に訪れますが、人間としての尊厳や、自分らしさを最期まで持ち続けて、自分の人生をまっとうできることを、私たちはこの研究の中で確認しました。認知症高齢者施設においては、ケアのツールとしてぜひご活用いただき、また各自治体やＮＰＯ法人などでは、認知症予防への取り組みを通して、活力ある地域社会づくりに役立てていただけることを願っております。

## 光トポグラフィーの原理

手のひらを太陽にかざすと、肉が薄くなっているところが赤く見えます。これは太陽の光に含まれる赤色に近い色の光（近赤外光など）が、手の皮膚や筋肉、骨を通過してくるからです。光トポグラフィーの原理もこれと類似していて、頭の皮膚や筋肉、骨を通過して脳を照らすことができる近赤外光を使います。

私たちの血液の中にあるヘモグロビンは、酸素の有無で、色が少し異なっています。酸素のくっついた「酸化ヘモグロビン」は明るい赤色、酸素が空っぽの「還元ヘモグロビン」は暗い赤色です。また、これらのヘモグロビンの濃度は、神経細胞の活動量によって増減します。

そこで、光トポグラフィーを使い、脳に明るい赤色と暗い赤色という、波長の異なる二種類の光を当てます。そして、はね返ってきた二種類の光から、酸化ヘモグロビンと還元ヘモグロビンのそれぞれが、観測している脳の部位で、量がどのくらい流れているのかをコンピュータで分析し、画像化することによって、脳神経細胞の活動量を知ることができるのです。

写真のような器具を装着しますが、頭部や脳に刺激や影響を与えないので、子どもでも観測が可能です。また、生活の場で計測できるため、様ざまな条件で観測ができるという特長があります。

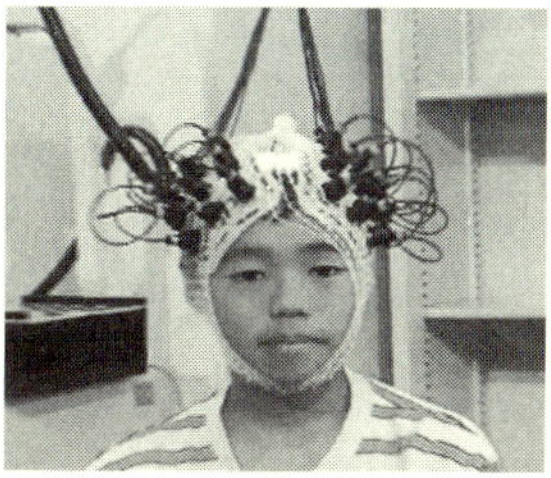

## fMRIの原理

MRIは、磁力と電波を使って、脳の断層写真などを撮ることができる装置です。現在では多くの病院に設置されていますから、見たことがある人も多いと思います。

さて、MRIで脳の写真を撮るときに、きわめて速い速度で写真を撮る特殊な方法を用いると、脳血流量の情報が脳の写真上にあらわれるということが発見されました。これは、酸素を組織に渡して空っぽになった還元ヘモグロビンが、血中で小さな磁石としての性質を持つようになることから起こります。脳血流量は、神経細胞の活動量と相関しますから、この装置を使えば脳の働きを写真に撮ることができるわけです。

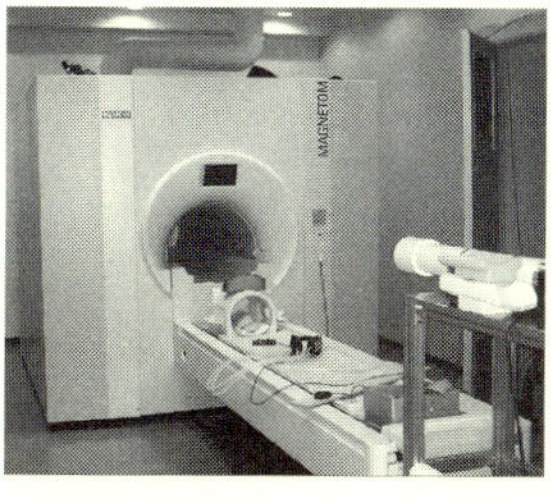

## 学習療法研究会

学習療法研究会は2004年4月に以下を目的に設立されました。

1. 認知症高齢者の方々、そして認知症高齢者を持つ家族の方々の幸せな未来のために、学習療法により認知症高齢者ケアをより良い方向へ高めること
2. 学習療法を認知発達障害や高次脳機能障害などへの発展的応用を検討すること
3. 認知的な療法に、脳科学の知識を取り入れることにより、さらに有効なものへと発展させること

どなたでも学習療法研究会の会員になることができます（登録費や年会費などは不要)。会員を対象に、セミナーの開催や、「学習療法士　2級・1級」の認定研修会を全国各地で実施しています。

学習療法研究会の公式サイト　http://www.gakushu-ryoho.jp/

# 第1章
# 認知症に立ち向かう人たち

くもん学習療法センター

ここでは、学習療法の一〇の事例を紹介します。もちろん、単なる学習の記録ではありません。全国の介護施設や在宅での高齢者と介護者の密接な関わりが手に取るように描き出された、より高いケアをめざす実践の記録であり、苦闘と歓喜の記録です。

※学習者氏名はすべて仮名、年齢は二〇〇六年当時のものです。

# 学習療法開始から三年。QOL(生活の質)が飛躍的に向上!

医療法人　松田会　介護老人保健施設「エバーグリーンイズミ」　仙台市泉区
**小山和希子さん(女性)　昭和七年生まれ(七四歳)**
(病歴:右脳出血術後　左半身麻痺　左半側無視、肺炎、呼吸不全、腰痛症)

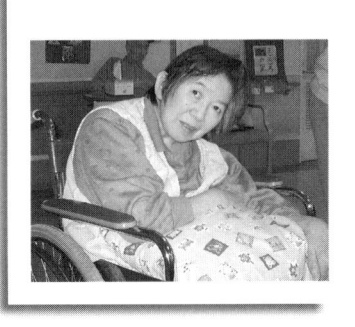

## 学習開始前、不安におびえる毎日

二〇〇〇年三月、独り暮らしで六八歳を迎えたばかりの小山和希子さんは、夕方、雪かきをしている最中に倒れた。脳出血だった。発見されたのは夜中の二時。国立病院に搬送され、即入院手術。集中治療室で二週間、意識不明の状態が続いた。一命を取り留めた後、急性期を過ぎるとリハビリ病院に移ったが、幻覚や、「結核になってしまった」「私は訴訟で訴えられる」などの被害妄想が激しく、リハビリも拒否。病室に閉じこもる状態が続いた。病院、施設を転々として、二〇〇二年に介護老人保健施設「エバーグリーンイズミ」に入所となった。当時の小山さんは、脳出血後遺症による左半身麻痺があり、食事以外は全介助を必要とした。自分からコミュニケーションを取ることはなく、考えや思いを伝えることはほとんどできなかった。リハビリに対しても、左足や腰の痛みの訴えが多く、前向きにはなれない。こわばった表情のまま、ベッドに横たわる日々が続いた。「うちの母はリハビリ恐怖症なんです」と、次女は言った。小山さんはリハビリを自分への虐待のように感じており、被害妄想に近いような精神状態になってしまう。失禁が多く、常時紙おむつの状態だった。

## 学習開始で生まれた、かすかな希望

小山さんの学習療法がスタートしたのは二〇〇三年八月。「学習療法によってほめられることで自信がつけば、笑顔も増えて精神状態もよくなるのではないか」というスタッフの願いからだ。車椅子に座った小山さんは強く背中が前傾し、顔はほとんど下を向いたままで上げることができない。スタッフは下からのぞきこむようにしてコミュニケーションを試みる。小山さんも必死に上を向こうとするが、わずかにしか上がらない。前頭葉のレベルを測るＦＡＢ検査は、一八点満点中わずかに三点。前頭葉の機能がすっかり麻痺状態になっていることがうかがえる。

それでも、初めに実施する診断テストでは、１から120以上までの数唱ができ、文章の読みも、とつとつとではあるが一二五文字の文章を読み切り、文字を書くこともできた。そのとき、周りから歓声がわき起こった。「すごい、すごい！　できますね！　小山さん。こんなにできるじゃないですか！」フロアのスタッフ皆が、心から小山さんに賞賛の拍手を送った。小山さんの顔にえも言われぬ笑みが浮かぶ。小山さんは、「できるかもしれない」というかすかな希望を抱いた。

## 学習療法に取り組んでからの劇的な変化

小山さんの学習療法は、ひらがな言葉の読みと10までの数かぞえから始まった。初めのころは視点のずれがあり、また左側の視野がないために、数字を見まちがえたり、字もまっすぐには書けないなど、ずいぶん苦労した。しかし一か月もすると、学習はスムーズになり、徐々に笑顔が出てきた。二か月後、ベッドで寝ていたいという訴えは減り、フロアで他の利用者と談話しながら過ごすことが多くなってきた。三か月目には、積極性も出てきて、他の人が学習していると「私にもください」と意欲満々。他のユニット（生活の単位となる場所）のスタッフにも積極的にあいさつをする。人とのコミュニケーションを楽しむようになり、日々の生活の中では笑顔があふれるようになってきた。

一〇か月目になろうとするころ、小山さんはリハビリをしたいという意欲を見せ始めた。麻痺のある左足を動かそうとする。左手の上げ下げをして、自らリハビリする様子も見られた。震えながら書いていた字は、まっすぐきれいになってきている。小山さんはますます自信を深めた。約一年がたったころ、海外のロイター通信のフランス人記者が、学習療法の取材にやってくることになった。小山さんは記者をフランス語でぜひお迎えしたいと、スタッフに懇願した。フランス語の自己紹介を教わって、何度も何度も一生懸命練習した。取材当日、「ボンジュール。ジュ　マペル　コヤマ」と、小山さんは精一杯の笑顔で記者を迎えた。一年前の小山さんとは見ちがえるような笑顔になっていた。

## 二年目、さらに大きな改善が……

学習を開始して二年目に入った。小山さんに急激な改善が見られるようになった。車椅子をこいだり、衣服の着脱をするなど、ＡＤＬ（日常生活動作）は目に見えて向上してきた。何かスタッフが手伝おうとすると「自分でやります」と、自分のことは自分でしようとする意欲を見せる。トイレでの立ち上がりも、以前は支えがなければ立位を保つことができなかったが、バランス感覚もよくなり、自分の力だけでつかまり立ちもできるようになった。失禁なく排泄もできる。

精神状態も安定してきて、自分から他の入所者に話しかけたり、他者への気遣いや思いやりの言葉も多く聞かれる。ユニットの学習仲間が入院したときには、「あせらないように……」と、いたわりの手紙をしたためた。いまでは兄弟や孫、友人に宛てて手紙を書き、その返事を読むことが何よりの楽しみとなっている。以前は、スタッフの名前と顔は曖昧でうろ覚えだったが、いまではフロアのほぼ全スタッフの顔と名前を一致させ、名前で呼ぶことができる。

三年がたった。脳機能検査のスコアは三年前と比較して、FABが三から一一、MMSEが二〇から二九へと、著しく向上した。脳機能の向上が、小山さんの日常での変化をしっかり裏付けている。

小山さんの次女に話をうかがう。「とにかくびっくりしています。前はほんとうに表情がこわばって、かたくなだったのが、こんなにも柔和でいい笑顔になって。精神的にも安定して、いまでは妄想もまったくありません。会話も、ちゃんとつながるようになりました」と、心からうれしそうに、倒れる前の母の面影を重ねた。小山さんは好奇心旺盛で、何にでも挑戦する人だったという。多彩な趣味・資格を持ち、とてもまめで働き者のお母さんだった。倒れる直前も、一週間のスケジュールがびっしり埋まっていたとのこと。学習療法を始めて三年、娘の前に、積極的で前向きな母が再びよみがえってきた。

## 学習療法から新たな可能性を見出してきたスタッフたち

小山さんのめざましい改善には、エバーグリーンイズミのスタッフたちの、ケアでの関わり方によるところも大きい。学習療法リーダーの長瀬 優さんは言う。「一人のスタッフが気づいた学習者に関する新たな発見・変化は、『学習療法会議』で、スタッフ皆で共有するんです。そして、次にどんなケアにつなげていくかを、とことん話し合います。『この人は、こんなことができるんじゃないか』『こんなこと学習療法チームメンバーで、小山さんのケア担当の藤本裕子さんは、学習療法の意義をこう語った。

「短い時間でも個別に利用者さんと関わることが、『自分のことを見てくれている』『わかってもらえている』という安心感を生み出す、貴重な時間と考えています。利用者さんの思いも引き出すことができ、私たちもふだん見過ごしてしまいそうな小さな変化を発見できています。そこからさらに、よりよいケアにつなげていければと思っています」

# 学習療法を通じて取り戻した楽しいコミュニケーション

医療法人　厚生会　介護老人保健施設「若草園」通所リハビリテーション
奈良県生駒郡安堵町
大川やすえさん（女性）　大正一一年生まれ（八四歳）
（病歴：高血圧症、貧血症）

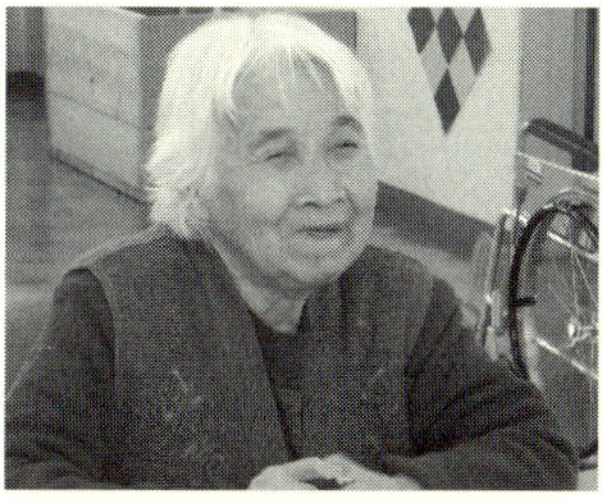

## 住み慣れた家から転居、そして閉じこもりがちに

教材を音読する声が聞こえる。「三月十三日　奈良の東大寺では、お水取りの行事が行われたそうだ…」
「あら！　お水取り、私、行ったことあるわ」

奈良・斑鳩。法隆寺にほど近い介護老人保健施設「若草園」の学習療法室。今日も、大川やすえさんと介護スタッフとの楽しいやり取りが聞こえる。一見してかわいいおばあちゃん、といった印象の大川やすえさんは、身の回りのことは、声かけがあればほぼ自分でできる。が、軽度の認知症があり、外出の機会も少なく、ＡＤＬ（日常生活動作）の低下が心配される。そんな大川さんが、学習療法を開始して約一年。明るく表情豊かになり、コミュニケーションが大きく向上してきた。

大川さんは、夫を六四歳で亡くした後も、長く独り暮らしをしていた。しかし、転倒して入院したのを機に、長男の家族と同居することになった。見慣れない街に引っ越すと、近所に知り合いもなく、あまり出歩かなくなり、ほどなくして閉じこもりがちの状態となった。長男は、「認知症もあり、あまり頭や身体を動かさないため、このままでは全体的に低下していってしまうのが心配です。生活面でのリハビリをしたり、他の人との関わりを持って、自立した生活が維持できるようになって欲しい」との希望を持っていた。そこで、二〇〇四年一一月から通所リハビリの利用が始まった。

## 通所リハビリ利用当初には消極的な言動

通所リハビリを利用し始めたころの大川さんは、食事、トイレ通いなどはすべて自立。スタッフが声かけをすれば、日課活動に楽しく参加するという様子だった。しかし、自分から積極的に意思表示をして行動することは見られない。また、他の利用者とのコミュニケーションは、そばに座った特定の人に限られていて、その内容も「うん」、「ちがう」、「そう」といった短い言葉がほとんど。会話らしい会話はなかった。

通所リハビリの利用開始から一年。少しずつ他の利用者とも慣れてきたころ、介護スタッフの間でカンファレンス（一人ひとりの利用者について、振り返りと今後のケアを考える会議）が持たれた。「もう一歩進んで、会話のキャッチボールができるようになって欲しいね」「学習療法をすることで、社会的なコミュニケーションもできるようになるのでは？」という声が出た。二〇〇五年一一月、大川さんの学習療法が始まった。

## 社会的コミュニケーションができるように

開始時の認知機能検査の結果では、やや重めの認知症であることがうかがえた。学習内容の診断結果もふまえ、決定した学習出発点は、読み書きはことわざ、計算はたす1のたし算。学習初日は、一つ一つの動作に声かけが必要で、スタッフは教材を一枚一枚手渡した。たどたどしい文字で、おっかなびっくりの学習が始まった。ところが一か月もしないうちに、大川さんの学習はとても楽しく、スムーズなものになった。学習療法チームの日報には、いっしょに学習しているペアの人と会話が楽しくはずんだ様子、笑顔がいっぱい出るようになってきた様子が記録されている。二か月もすると手順ものみ込め、スタッフが教材をいちいち手渡さなくても、自分でどんどん学習するようになった。コミュニケーションも、子どものころのむかしの話から食べ物の話まで、話題が豊かになってきた。

学習を開始して一年。最近ではいろいろな方といっしょに学習をする中で、大川さんの会話の内容が変わってきた。自発的に発言したり、「だいじょうぶ？」「車椅子、押してあげようか？」と車椅子の介添えを申し出たりと、周囲を気遣う言葉や話題に沿った会話が増えてきた。

また、皆でたたんだ入浴用のタオルがテーブルの上に積まれたままになっているのを見ると、大川さんは、職員から声をかけられたわけでもないのに、片付けるべき所定のワゴンに自ら運んでくれた。しかも自分のテーブルだけでなく、近くのテーブルをいくつか集めて回っていた。状況を自分で判断し、目的に合わせて自発的に行動する姿が見られるようになってきている。

また、学習仲間のNさん、Kさんとも、三人での会話が楽しめるようになってきた。一対一の対話に比べて、複数の人との会話はレベルがぐんと高くなる。複数の人の話を聞きながら、記憶にとどめ、自分の言いたいことも伝え、コミュニケーションしなくてはならない。「社会的なコミュニケーションを」というスタッフのねらいは、見事に実現されてきた。

大川さんの変化の要因には、通所リハビリの利用によって他者とのコミュニケーションが必要になってきたこと、さらに学習療法で「社会性を伴ったコミュニケーション能力」がよみがえってきていることが考えられる。

## 大川さんが教えてくれた介護の方向性

介護老人保健施設にとっての大きな目標は、「リハビリによって自宅に帰れるまでになり、自分らしい生活を送ってもらう」こと。

「以前より明るく、活動的に生活されている大川さんの姿を見ますと、うれしいですね。やりがいを感じます。また、学習療法を含む私たちのケアがまちがっていなかったと実感します」と、学習療法リーダーで機能訓練士の下《しも》敦士さんは語る。

長男のお嫁さんに聞いた。「とくに何が変わったか、具体的にはわかりませんが、たまに来る親類が、『おばあちゃん元気になったね』と言ってくれます。日付などもほとんど覚えられなかったのに、孫の結婚式の一一月三日は覚えていてくれました。通所リハビリに行って、学習療法をしてよかったです。これといって大きな望みはありませんが、このままずっと、元気でいてくれたらいいなと願っています」

大川さんの意欲が高まっている様子を温かく見守る。

「通所生活の充実にとどまらず、さらにその人の生活全体がはつらつとした豊かなものになっていって欲しいですね」と、下さんは願う。若草園では、通所リハビリで学習療法をすることが弾みになり、学習者の在宅生活が、ますます生き生きとしてくることをめざしている。

# 学ぶことが大好きな一〇〇歳。毎日が楽しく、ますます元気!!

社会福祉法人　白寿会　特別養護老人ホーム「いぶき苑」　岐阜県不破郡垂井町
清川うたえさん（女性）　明治三九年生まれ（一〇〇歳）
（病歴：左大腿骨頸部骨折術後、貧血、認知症、難聴）

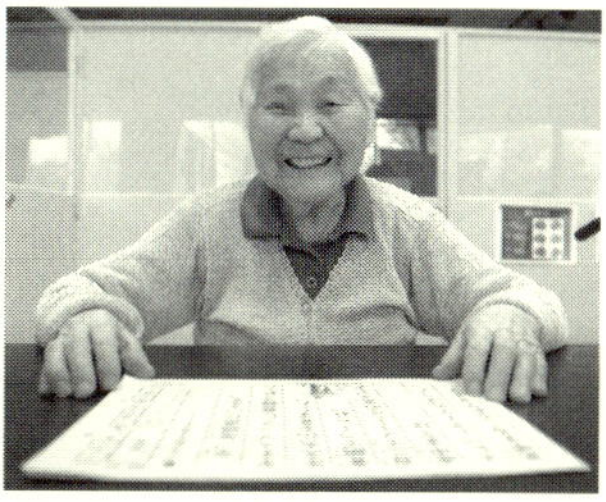

## 長男に先立たれ、施設に入所

一九九八年秋、清川うたえさんは同居していた六九歳の長男を亡くした。清川さんが九二歳のときだ。お嫁さんとの関係は良好だったが、持病のある嫁一人では、在宅で清川さんの介護を続けるのは困難だった。翌年二月、九三歳になった清川さんは「いぶき苑」に入所することになる。当時の清川さんは失禁があり、自分の部屋がわからない、夕飯も食べたことを忘れる……など、認知症は確実に進行していた。

入所してから学習療法を始めるまでの五年余り、他人にはまったく関心がなく、自分から話しかけたり、進んで何かをしようとすることもなかった。一日中ぼーっとして、居室から出ることもなく、ベッドで過ごすことが多かった。行事に参加することはあったが、食事や入浴以外、何もすることがない。笑顔もなく、喜怒哀楽もなかった。

## 学習療法を始めて、みるみる元気に

清川さんは、若いころに奉公に出て、長年農家で米をつくってきた。働き者で、よくがんばってきた。勉強も好きだったが、親から「女の子はそんなに勉強しなくてもよい」と、させてもらえなかったという。いぶき苑がくもん学習療法を導入したのは、二〇〇四年七月。清川さんはそのときからの学習者で、導入当初から学習をとても楽しみにしていた。ところが、開始間もない七月末、足の手術のために約一か月間入院することとなり、学習はやむなく中断。高齢になると、入院をきっかけに心身の状態が、がくんと落ちてしまうことが多い。スタッフは清川さんの退院の日を心待ちにしていたが、同時に無事学習が再開できるかと心配もした。しかし、清川さんの意欲は、施設に戻っても衰えを見せなかった。九月に学習を再開するとスタッフの心配をよそに、読み書き・計算ともにすらすらとでき、スタッフは歓喜した。

清川さんは毎日のように、時間前に自分から学習室にやってくる。「九〇を過ぎても勉強させてもらえるので、ありがたい」といつも口にし、一日に何回も来室した。清川さんの顔には、満面の笑みがあふれるようになった。話す言葉には力がこもり、声も大きくなった。「百の手習いで百点が取れる」と大喜びし、「わっはっはっ！」と大声で笑う。

数か月すると、身の回りの様ざまなことにも興味を示し始めた。四か月が過ぎるころから、自分はしっかりしているという意識が高まり、おしぼりたたみなど、自分にできる「仕事」探しを積極的にするようになった。特養の中で自分の住んでいるユニットで仕事がなくなると、他のユニットにまで出かけ、仕事をする。ときには、他の入所者にたたみ方の指導をすることもある。学習が終わると、仲間のお世

多い。

明かりやテレビをバチバチと消して回る。こうした清川さんの生活態度には、スタッフも見習うことが話をする。「だれもいないところに、電気がついているのはもったいない」と言っては、つけっぱなしの

## 家族へのメールに挑戦

正月には、家族に年賀状を書いた。返ってきた家族からの賀状をとてもうれしそうに持ち歩き、それはやがてよれよれになってしまった。これを機に、家族とのふれあいをもっと身近にできないか、とスタッフは考えた。「おばあちゃんに渡してください」と、施設にお嫁さんからのメールがよく届く。そこで、「お返事を書かなくちゃいけませんね」と、それとなく清川さんにパソコンを勧めてみることにした。清川さんならできるんじゃないか、というスタッフの直感だった。「機械から手紙が出てくるんですよ」と、清川さんにわかるように説明したところ、「何かようわからんが、やってみる」と積極的な返事。驚いたことに清川さんは、動じることもなく、一字一字ひらがなを探しながら言葉を打ち込んでいく。以来、家族とのメールのやり取りはずっと続いている。プリントアウトしたメールを何度も手に取り、声に出して繰り返し読んでいる。

清川さんの意欲は、ますます活発になってきた。いぶき苑への訪問者にも積極的に語りかけるようになり、「一〇〇歳で、こんなにも元気でいる」ということに感謝し、またそのことに胸を張るようにもなった。話をするのが大好きで、生き生きとした表情と笑顔がトレードマークの清川さんは、その元気さと積極性で出会う人をびっくりさせている。それがまた、清川さんの元気となる。「一〇〇歳で、まだまだ元気でがんばれるのでありがたいね。手はしびれることがあるけれど、『頭の体操』は大好きだよ。土

日は学習が休みになることがさびしいね」と清川さん。学習療法を楽しみとし、満点をもらうことで自分自身に自信が持てるようになった。

生活の中でも自然に笑顔が出るようになり、活発になっている。車椅子を押してもらうことがもっぱらだったが、いまでは車椅子につかまりながら自分の足ですたすたと歩くようになった。トイレにも自分で行ける。見たことも聞いたこともないパソコンにチャレンジできたのも、自信の裏づけがあればこそだ。いまでは、人との会話を楽しみながら、一日一日を有意義に過ごしている。

お嫁さんは、学習し始めてからの清川さんの変化に目を見張り、こう話す。「元気ではつらつとしてきたので、面会に来てもうれしいですね。面会に来ると、以前送った手紙やメールのコピーを見せてくれるんです。ときどきメールを送ると、職員さんが母に見せてくださり、母が返信をしてくれるのも、とてもうれしい。学習療法は、ぜひ続けてもらいたいです。そして、できるだけ長く、このまま元気でいて欲しいですね」

入所以来清川さんを見てきた介護スタッフは、「ご高齢とそれまでの生活状態からすると、いまのように変化するなんてとても想像できなかった」と話す。最近「えらい（疲れた）」という言葉を発することもあるが、まだまだ元気で齢を重ねていって欲しいと願う。「正月まで一か月もなくなりましたね」と言うスタッフの声かけに、「また一つ、もらわなあかんな。いくつになる？」と、うれしそうな笑顔で答えた。元気に歳を重ねる清川さんの姿は、皆にとっても元気の素だ。

## 学習療法が施設やケアにもたらしたもの

いぶき苑では、一年半近い学習療法の実践の中で、高齢者に様ざまな変化や改善が見られた。すべての方に笑顔が多く見られるようになり、排泄・身繕い・歩行などにも改善が見られた。睡眠剤がなくても熟睡できるようになった人もおり、認知症改善にとどまらず、生活がごく自然な形で送れるようになった。学習療法は、施設での一人ひとりの生活の質の向上にも貢献しているという。

いぶき苑での学習療法を引っ張ってきた二人のリーダー、吉田章子さんと太田嘉子さんは言う。「学習療法に携わり、常日頃利用者さんとコミュニケーションを取る中で、『個を見る』というか、『その人を見る』という、介護スタッフの観察力が向上しました。個々のケアをより深く考えられるようになり、全体のケアのレベルが上がってきていると感じます」

いぶき苑ではすでに、全職員が学習スタッフとしての研修を受けている。学習療法を施設全員体制でおこなうためだ。「今後は、学習療法に一人でも多くの入所者が参加できる工夫をし、より潤いのある施設生活が実現するようサポートしていきたい」と、二人はさらなる展望を語った。

# 脳出血から一四年。学習療法で失語症が徐々に改善、陽気な母が戻ってきた

社会福祉法人　蒼生会　特別養護老人ホーム「モモ」　神奈川県相模原市
蔵間明子さん（女性）　昭和一六年生まれ（六五歳）
（病歴：脳被殻出血、血腫除去術後、水頭症V－Pシャント術後、脳出血後遺症、失語症）

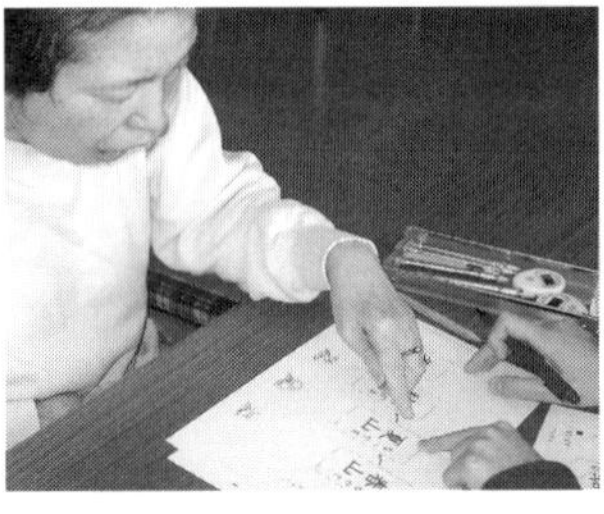

## 失語症で意思疎通が難しかった入所当初

蔵間明子さんは一九九二年七月に自宅で、脳出血で倒れた。五一歳という若さだった。リハビリに励む中、今度は水頭症を発症した。水頭症による脳の病変により、言語中枢を損傷、言語の理解と表現に障害をきたした。脳損傷の後遺症として、右半身麻痺と失語症を発症したのである。二度の脳手術を受け、リハビリ病院などを転々としたが、二〇〇五年七月、五年間の空き待ちを経て、ようやく特別養護老人ホーム「モモ」に入所できた。すでに、療養一三年の歳月が流れていた。

一般的に失語症では、話す・聞く・読む・書く・計算することに障害が生じる。蔵間さんも例外ではなかった。蔵間さんは明るく温厚、几帳面なしっかり者の母だった。蔵間さんには二人の娘がいる。長女が母の状態について語ってくれた。「ここに来る以前、W病院に入院するまでは、母はありとあらゆる意欲を失っていました。まるで能面のように無表情で、まったく無気力。自分の名前もわからず、家族

の名前すら呼んでくれなくなっていました」

大脳の前頭前野が機能不全を起こしていた、と考えられる。W病院で少し光が見えた。スタッフ一同が根気強く声かけを続けたことで、「痛い」「ここ」「あっち」というような言葉が少し戻ってきたという。しかし、食事のとき以外は一日中ベッドに横たわり、ラジオの音だけがイヤホンから鳴っている毎日だった。モモに入所した当時の状態は、言語障害のため意思疎通が図りにくく、自分の思い通りにならないことで癇癪《かんしゃく》を起こすこともしばしばだった。記憶障害や失見当識（時間、場所、周囲の人などについて正しく認識する機能を失うこと）も顕著で、入所当初の意思表示は、わずかに物と場所の指さしに限られていた。排泄も訴えることができず、失禁状態で紙おむつを使用していた。

## 学習療法スタート、背中に意欲が見えた

モモに入所して三か月を経た二〇〇五年一〇月、蔵間さんの学習療法が始まった。モモの療法室長で、学習療法リーダーの大原伸介さんらが懸命に、学習を担当・支援する。学習療法スタッフとの関わりを楽しむ様子が、蔵間さんにすぐ見られた。失語症のある蔵間さんには発語練習がおもな目的だったが、スタッフが妥協を見せるような場面でも、自分が納得するまで何回も、音読を繰り返した。慣れない左手での筆記も、日々上達していった。八か月がたった。フルネームをひらがなで自力書きできるまでになり、蔵間さんはそれをとても喜んだ。すべて一〇〇点の教材をスタッフが綴じて返すと、とてもうれしそうに「ありがとう」と言い、家族に見せたいと笑みをふくらませた。

学習を開始して一年がたった。二語文は詰まることなく、すらすら発語できるようになった。根気よく努力を重ねて、とうとう姓名ともに漢字で、手本を見ずに書けるようになった。朝の九時半からが蔵

間さんの学習時間だが、九時過ぎにはもう車椅子をこいで学習コーナーに到着、前の人の音読学習に耳をそば立てながらじっと待っている。背中に意欲が見える。

## 大きな声、豊かな表情は「自信」のあらわれ

蔵間さんの生活面での改善には、著しいものがある。食事は一部介助が必要だったが、いまでは見守りのみで、自分で取れるようになった。以前は、ほとんどベッドの上で過ごしていたが、車椅子の左足こぎができるようになり、意欲も出て、日中は居室から出て過ごし、フロアを何周も回るようになった。他の入所者ともほがらかに、「そうね、そうね」とコミュニケーションを楽しむ姿が見られる。

日常生活では単語を発することが多くなり、自発的な言葉が日に日に増えている。スタッフとの意思疎通が、九割がたできるようになった。もう癇癪も起こさない。言葉への興味がふくらんでいる。数も40まで数えられるようになった。人・物・場所を、かなりよく識別できるようになってきた。両足と右手の機能訓練も、自ら進んでやる。右膝も九〇度くらいまで曲がるようになってきた。行事にも積極的に参加、行動的になり、すいぶんと意欲を見せるようになってきた。また、社会性が出て、スタッフの言うことを理解し、何かにつけがまんして待てるようになった。何より、とても明るく元気になった。大きな声でよく笑っている。表情もとてもよく、すべての表現が大きくなってきた。自信のあらわれである。食欲も、もりもり出てきた。

蔵間さんは元気なころ、庭いじりや草花を育てることを趣味としていた。いまも花が大好き。花を見るにつけ「はな」と言い、花や色の名称を一生懸命言おうとする。週に一度は面会に来てくれる長女と、施設の近所を車椅子で散歩するのが大の楽しみだ。散歩は、季節の「花見コース」になる。長女が「チ

ューリップ」と助けてやると、「チューリップ」と何度も繰り返して声に出し、がんばって言えるようになった。バラが大好きで、あそこの角を曲がったらバラが咲いている、などということも記憶している。優しい長女が「この色な～んだ？」と問いかけると、「あか」と答えてくれる。花屋さんでは「はな」と言って、ずっと見ている。花の前から動いてくれない。「お母さんの花びんに飾ってほしいの？」と聞くと、我が意を得たりと、赤やピンクの花を自分で選んでレジまで大事そうに抱えていく。「おねがい（します）」「ありがとう」のあいさつもできるようになった。

## もう一度楽しみたい母との会話

小春日和の昼下がり。蔵間さんは応接室で、本書のインタビューを受ける長女のかたわらに同席していた。すると、ふいに車椅子をこいで、席を離れた。学習療法リーダーの大原さんがあとを追う。蔵間さんはインタビューに答える娘の隣でにこやかに座っていたのだが、自分で時計を見て静かに席を離れ、応接室を出たあと、スタッフに「おしっこ」と尿意を告げたとのこと。母のこの動きの説明を受けて、長女は歓声を上げた。母のすばらしい進歩が、心からうれしい。「蔵間さんはスケジュール的に、時計で自分の排泄を管理しようとしているように見えます」と大原さんは語る。入浴日や学習療法の時間も覚えている。時間の感覚が戻ってきているのだ。最近は短期記憶のほうも、少しずつ改善しているように感じられるとのこと。

「いま、いちばん望むことですか。できることなら、もう一度母と会話がしたいです」と長女は語ってくれた。母との関係に「欲が出てきた」のだ。それは、母の意志でもあるだろう。「いまは単語のキャッチボールだけれど、会話ができたらもっと母のことをわかってあげられるだろうし、こんなに母も努力してがんばってくれていますから」

## 母が認知症になるのを防ぎたい

長女には、母の介護一四年間が走馬灯のように思い出される。つい近年までは、母と娘の言葉のやり取りもできず、暗澹《あんたん》たる気持ちで病院をあとにしながら、よく涙したものだ。「一五年目に入りました。母はいままでで、いちばんよくなってきています。むかしのことを思えば、ここに入所してから学習療法もやってもらい、めざましい進歩です」と語る。明るい中にも少し臆病で、人見知りがあった母が以前にも増して陽気な性格になった、と長女は微笑んだ。そして「私は、母が脳損傷の後遺症から、この先認知症になるのを何とかして防ぎたい」と。学習療法に求められる意義は大きい。

「朝起きて、何を思いますか？　今日も元気にやろう！　と思いますか？」の問いに、ピンクのトレーナー姿の蔵間さんは車椅子から身を乗り出すようにして、力強く「ええ、はいっ」と、笑顔で気持ちをあらわしてくれた。両方の瞳が、生き生きと輝いていた。

# 在宅で学習療法。二人暮らしの夫婦が、息子たちに支えられ仲良く「楽習《がくしゅう》」

東京都文京区在住
広津保次郎さん（男性）　大正三年生まれ（九二歳）
（病歴：なし）
広津節子さん（女性）　大正一〇年生まれ（八五歳）
（病歴：十二指腸潰瘍、腰痛症）

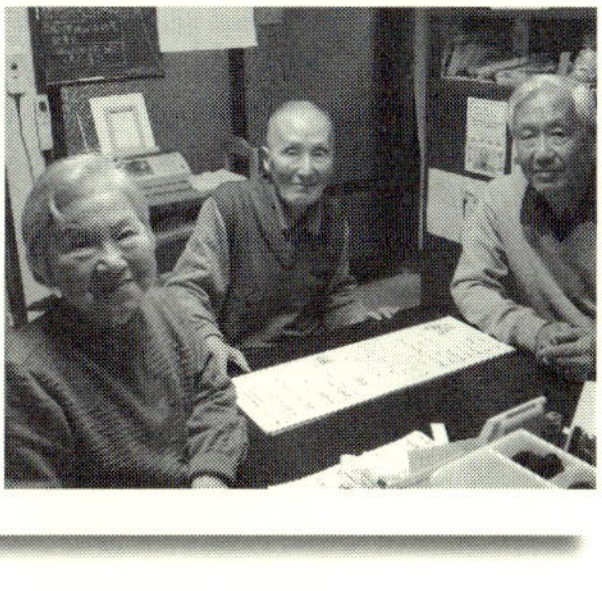

## 二人暮らしの夫婦と三人の息子たち

広津保次郎さん・節子さん夫婦には三人の息子さんがいるが、いずれも別居。夫婦は都心で、二人で暮らしている。保次郎さんは若いころから縫製店を経営、八〇歳まで現役で自動車を運転し、お得意さんを回っていた。大正生まれの人らしく、凛として、背筋はぴんと伸びている。節子さんは上品な身のこなしで、とても気さく。長男の洪作さんが、学習支援をするために毎週、千葉から両親を訪ねてくる。

「働くことばっかりで、趣味は何もないんですよ。働くだけ！」と、節子さんが現役のころの保次郎さんを評して、言った。落ち着いていつも冷静な夫に対し、節子さんは自分のことを、早飲み込みでせっかちな性格だと言う。そういう節子さんを長男が「（母は）行動は早いですよ。腰が悪くなっても、すっと立ち上がって何でもやるからね。ただ、料理だけは……、ガスを使うのがちょっとね」。すると、即座に節子さんが「忘れちゃうのね！　お鍋を三つ、だめにしました。むかしは、もっとしっかりしてたんですよ」と明るく返す。「大むかしね（笑）」と長男。とても自然で、楽しい会話が弾む。

## 症状が出る前に早めのスタート

広津さん夫婦は自宅で、どのようにして学習療法を始めたのだろうか。二〇〇六年二月に節子さんが十二指腸潰瘍で倒れて、二～三週間入院したのがきっかけだった。

長男はこんなふうに語ってくれた。

「家を離れて入院したりすると、ちょっとぼーっとすることってありますよね。母は潰瘍で入院したわけですが、その二年ほど前に腰を痛めたときは、もっとひどかったんです。ぼけているのか、物忘れがひどいのか、よくわからない。そんな状態が出てきたので、どうしたものかなと思っていました。このまま二人でやらせてはおけない、と決心したんです。私たち息子三人で両親を見ていこうと」

折しも、長男の奥さんが学習療法というものがあると知り、さっそく長男は学習療法についての講演会に出席したという。「なかなかおもしろそうだったので、くもん学習療法センターに電話をしてみました。『在宅学習療法』というのが両親にできるかを、相談したんです。母はわりあいに好奇心が強いので、『やってみようかな』って言ってくれました。父の方もぼけじみた感じが気になっていたので、症状が進まないように、という思いでお願いしたんです」

保次郎さんは、「息子たちが私たちのことを思って言ってくれるのだから、いっしょに学習してみましょうよ」と、節子さんに説得された。こうして、息子たち三人は交替で両親のもとに通い、在宅学習療法の支援をしながら、それとなく両親の世話をすることにした。

## 息子たちとの会話も増え、とても幸せ

在宅学習療法というのは、介護施設に入所・通所していない高齢者が、施設でやっているのと同じように学習療法をおこなうやり方である。この場合、家族あるいは周囲の人がそばにいて、高齢者の学習を支援できる環境が必要となる。くもん学習療法センターでは、「学習の進め方」を理解してもらえるよう、学習支援をする家族にビデオを送付し、視覚的にもわかるように解説している。学習が始まると、担当のスタッフが毎月の学習の様子を電話や学習記録で把握し、学習のバックアップをする。

最初はどうなることかと思っていたが、一か月を過ぎたころから、節子さんは息子とともに学習プリントをすることが楽しみになってきた。「学習療法を始める前といまとでは、どうですか?」との問いかけに、小気味よい家族の会話が始まった。以下は、その様子である。

節子さん‥「生活に張り合いが出てきました。楽しみですね。計算は、むかしから好きでしたから。読み書きの文章のほうね、あれがすごくいいですね! 俳句もいいですし、紀行文は日本全国を旅行をしている気分になります」

保次郎さん‥「そうね、あんまり変わらないね!(笑)」

節子さん‥「私たちには息子が三人いるんですよ。以前はそんなに話をしませんでしたが、くもんの学習療法をやってからそれぞれの息子との交流も深まり、いいですね。とても幸せです」

「ご兄弟三人で学習を支援されるのですか?」

節子さん：「そうです。長男中心で三人が入れ替わり立ち替わり、やってくれるんですよ。カレンダーに書いて、今日はだれが来るってね。男の子ばかりでしょ、お父さんもあまり話をしなかったんで、いい機会だし、とても幸せなことだから、お父さん、（学習療法を）やってもらいましょうって。お父さんは、最初はおっくうがっていましたがね。いまは苦にならなくなったみたいで、家族といっそう会話をするようになりました。教材の内容をもとに、家族で話が広がるんです」

長男：「母は『洪作まだ？』なんて言ってくれるので、張り合いがあります。『行かなきゃ』ってね」

節子さん：「息子たちは親孝行ですよ」

長男：「（読み書き教材の中の）童謡は楽しかったよね。終わった後に、最初からいっしょに歌うわけですよ。そのときは父も、自分で出せる声をいっぱいに張り上げてね。おやじの歌を初めて聴いた（笑）。おやじとこんなに話をするのも、ひさしぶりかもしれませんね」

保次郎さん：「たいしたことじゃないから、いいのかな？　負担にならないのがいいね」

保次郎さんは照れ屋で無口だが、ときどき微笑む顔がとてもハンサム。節子さんに引っ張られるように、学習に取り組んでいた保次郎さんだが、いまでは二人とも学習療法が一日の軸になっているという。

## 学習を始めてからの変化が話題になった

長男：「何かしっかりしてきたんじゃないかなぁ、という気がしますね。直接関係があるかわかりませんが、一時は針仕事がまったくできなくなってたんです。それがいまでは、細かなこともできるようになりました。やはり、二人とも考え方がしっかりしてきたように思います。今日の会話も、ピントがずれていないでしょう」

節子さん：「私もしっかりしてきたと感じますよ」

くもん学習療法センターには、毎月「学習記録」が学習支援者から届く。そこに次のようなコメントがあった。

「学習を始めて六か月目、（両親の学習）ペースも安定してきました。生活全般にしっかりしてきた印象を受けています。たとえば、ごみ出しの曜日をまちがえることが減ったとか、電話の応対のときにもちゃんと相手の名前を確かめて聞くようになってきたとか。まだまだあります。捜し物を見つける時間も短くなったように感じます……」

自宅で学習療法を続ける秘訣について、長男にうかがった。「続けるのは、そんなに簡単ではないですね。大事なことは支援する側の意志ですね。過剰な期待は控え、いまの状態が維持できればいいというくらいに考えて、いっしょに楽しむことがいちばんです。そんな中で何か二人に小さな変化を発見すると、とてもうれしくなります。思いつめたり、力んだりすることなく、自然体でやること、変化を見つけること、それが無理なく楽しく学習を続けられる秘訣ではないでしょうか。母はこの年末に首を痛めて、二週間ほど学習を休んだのですが、すると、せっかくよくなってきたのが少し前の状態に戻ってしまいました。やはり続けて学習することが大切ですね」と、穏やかな視線で語ってくれた。

節子さんがきっぱりと言った。「楽しくやることですね。続けていきたいと思います」。母の言葉に長男が微笑んだ。「この膨大な教材が尽きるまでね！（笑）」

在宅学習療法は、このように家族が主役。親子で、あるいは夫婦で、愛する人を支えていく。認知症の改善にも、また認知症の進行を食い止める予防の意味からも、家族でしっかり活用できるツールである。広津さんのお宅では、今日も家族で楽しい学習がなされている。

# 脳出血・左半身麻痺、絶望の日々から果たした在宅復帰

医療法人　松田会「寺岡クリニック」通所リハビリテーション（二〇〇六年七月末までは、同法人介護老人保健施設「エバーグリーンイズミ」に入所）　仙台市泉区

宮本綾子さん（女性）　昭和二五年生まれ（五六歳）

（病歴：右脳被殻出血術後、左半身麻痺、高血圧症）

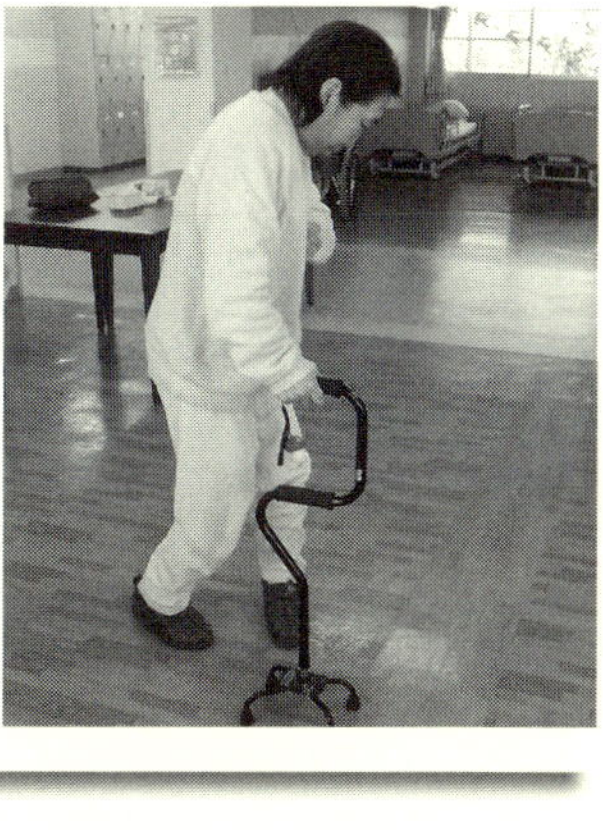

## 四〇代で脳出血に倒れる

一九九九年の正月だった。実家に皆が集まり、テーブルを囲んだ。「乾杯！」その瞬間、当時四九歳だった宮本綾子さんは、グラスに注がれたビールを手にしたまま後ろに倒れ、意識を失った。脳出血だった。以来、左半身は麻痺したまま。三か月ごとに病院を転々と変わった。ご主人は勤め先を退職、独立して工務店を開き、看病のための時間を捻出した。仙台市の介護老人保健施設「エバーグリーンイズミ」に入所したのは二〇〇二年九月。宮本さんの入所リハビリ生活が始まった。

入所当初の宮本さんは、自分の行動をまったく制御できない状態だった。毎日帰宅願望が激しく、車椅子をこいでいっては、エレベーター前のドアを開けようと奮闘していた。ベッドの柵を乗り越えようとして転落したり、「寝る」と言ってベッドに入っても、五分とたたずに「起こしてください！」とコールが鳴る。ベッドは四点柵をひもで固定し、センサーで対応した。興奮が治まらないときは、介護スタ

ッフが常時付き添った。

食事のときも、自制は利かない。まるで他の利用者と食べ競うかのように急いで食べ物を口に突っ込み、目の前にあるものは他人のものであろうと口にしてしまう。「待つ」ことができず、周りの状況も見えない。他の利用者がトイレに入ろうとすると、車椅子で突進して追い抜き、あげく転倒してしまう。そんなことが、日常的に繰り返された。コミュニケーションにおいては、スタッフの声かけを理解することも難しければ、宮本さんの言いたいことをスタッフが理解するのも難しい。感情失禁の激しい宮本さんは、思いが言葉になる前にぐちゃぐちゃになってしまう。話の筋がつながらず、よだれが多くて、ろれつが回らない。宮本さんにとって絶望的な日々が続いた。

## 学習療法とともに劇的な変化が

そんな宮本さんが学習療法を始めることになったのは、二〇〇三年七月。仙台市の「学都共同研究プロジェクト」の一環で、東北大学の川島隆太教授と公文教育研究会との共同研究がスタートし、医療法人松田会がその研究の場となったことによる。

宮本さんは学習が始まる前まで、「自分にはそんなの絶対できない」と思っていたという。学習初日は緊張と期待がごちゃまぜになり、涙と鼻水とよだれにまみれながら学習に取り組んだ。学習の開始は簡単なひらがな言葉の読みと、10までの数かぞえ。すらすらとできた。読み書き教材もむさぼるように、次から次へと音読していった。不安は、安心とかすかな自信に変わった。できた喜びと緊張感からの解放で、満面の笑みをたたえたまま、涙が後から後からあふれた。

## 日常生活の見ちがえるような改善

学習療法を始めて間もないころの宮本さんは、左右の視点にずれがあり、文字がしっかりと見えない。書く字がジグザグになってしまう。音読の声は途切れがちで、ついつい黙読になってしまう。音読をするとよだれが多く流れ、タオルがべとべとになってしまうほどだった。しかし、日を追うごとに学習はスムーズになっていった。「できる、できる！」。いつしか学習は、宮本さんにとって希望の灯となった。二か月もすると、学習を心待ちにし、先頭で待っている。学習中はとても集中して、楽しげだ。日常生活では、学習開始前までは何度も転倒を繰り返していたのが、開始後の二か月間、一度も転倒することなく安全に生活できていることが記録に残っている。

宮本さんの日常生活の様子は、劇的に改善した。コミュニケーション能力が向上し、人との対話が円滑になったのをはじめ、「待つ」こともできるようになった。また当時、宮本さんは日中と就寝前に、抗精神病薬を服用していた。学習開始から二か月がたち、学習の成果が出始めたころだった。学習療法スタッフに、「頭がもやもやする」と訴えた。スタッフも、ふだんの生活の様子から見て、薬はいらないのではないかと感じていた。医師は抗精神病薬を徐々に減らし、やがて中止した。

宮本さんの精神状態は、さらにしっかりとしてきた。以前は身なりを整えることなどおかまいなしだったが、起床後すぐに鏡の前で洗顔し、化粧をするようになった。ファッションにも大好きなピンク色を取り入れるなど、おしゃれにも気を配る。お気に入りの洋服が汚れないようにと意識するようになり、よだれも減少していった。三か月目には、「以前よりよだれが減り、表情がよくなってきた」と、ご主人から喜びの声が寄せられた。

自分からいろいろなことをしたいと思うようになり、コンビニへ買い物に行ったり、友人や家族に電話をしたりと、楽しみは日増しに増えていく。もう言葉の通じない宮本さんではなくなった。笑顔が増え、スタッフや他の利用者に積極的に話しかけ、やさしい言葉や気遣いも多く見られる。自分のことだけを考えるのではなく、周りへの気配りもできるようになった。趣味のイラスト描きで、スタッフの誕生日には似顔絵を描いてプレゼントする。産休に入ったあるスタッフは、宮本さんから似顔絵と出産への励ましの手紙を受け取り、その心遣いに涙したという。家族への思いも呼び覚まされた。家族一人ひとりの誕生日には手紙を書き、将来へのアドバイスをするなど、母親としての顔や思いをたくさん見せるようになった。

ケアの面でも、向上は著しい。入所当初は、精神的に不安定なために実施不可能だったリハビリもできるようになり、四点杖を使用して、歩行・階段昇降をおこなうまでになった。他の利用者と競うように食べていた食事もゆっくりとしたペースになり、満腹と感じたら途中でもやめられる。排泄面での自立度も向上し、紙おむつから下着へ変更となった。

## 在宅復帰に向けて

学習開始から二年が過ぎた二〇〇五年、在宅復帰が現実的な目標となってきた。老健での生活は、在宅復帰に向けた練習の場となった。下膳、味噌汁づくり、タオルたたみ、歩行練習……などを盛り込んだ「家事歩行練習表」を介護スタッフが作成し、それらを実行できた日には、宮本さん自らが表にシールを貼って意欲をつないだ。周りのスタッフは、がんばる宮本さんを心から応援し、励まし続けた。そして二〇〇六年八月一日、とうとう念願の自宅復帰の日が来た。七年にわたる入院・入所生活から、いよいよ我が家に帰ることができたのだ。ほどなく迎えた五六歳の誕生日。夫と水入らずでお祝いをした。なじみのスナックでお気に入りのテレサ・テンを歌った。

夫が妻の綾子さんのことを語ってくれた。「町内やらPTAやらの役員をやりながら、三人の子どもをきちんと育てて、がんばってくれたんですよ。倒れる前には、仕事が忙しくて何にも力になってやれなかったから、今度はぼくが大事にして、面倒見てやんなきゃね。また少しずつ、自分でいろいろできるようになっていってくれるといいですね」。新潟まで、花火大会にも遠出した。夏の夜空に開花した三尺玉の大輪が、宮本さんの瞳いっぱいに輝いた。

在宅に戻ったいまでも、宮本さんは松田会の「寺岡クリニック」通所リハビリテーションに通い、もっとよくなりたいと、学習療法を続けている。「やっぱり学習は楽しいわね」。宮本さんは今日も笑顔で教材に向かい、スタッフとの会話を楽しんでいる。

# 学習療法で、激しかった不穏や妄想がなくなり、めざましく改善！

医療法人　メディフォー　介護老人保健施設「メディケア栄」　名古屋市中区
戸田慶子さん（女性）　大正二年生まれ（九三歳）
（病歴：アルツハイマー型認知症、左乳癌、高脂血症）

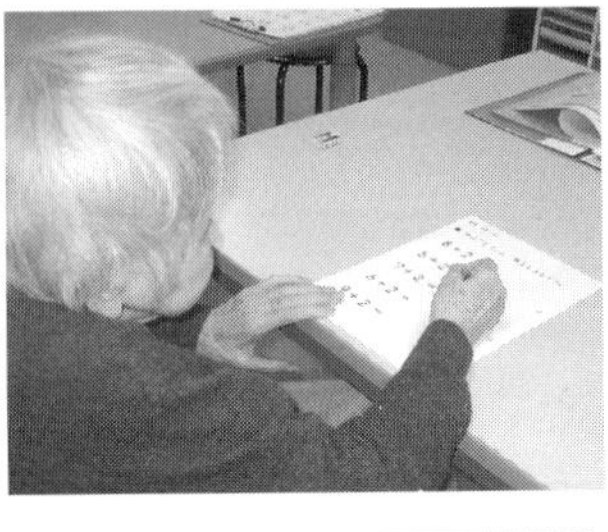

## しっかり者だった母親、認知症が重くなり入所

戸田慶子さんは、主婦として四人の子どもに恵まれ、手芸や絵を描くことが趣味の好奇心旺盛な女性だった。とくに七〇歳から始めた日本画は、愛知県立芸術大学の先生に師事し、作品を発表するほどの打ち込みよう。充実した日々を過ごしていた。子どもたちへの教育にも熱心で、新聞もしっかり読み、様ざまな分野のことを考えるのが大好きだったという。長男夫婦と同居していたが、徐々に認知症の症状があらわれてきた。

アルツハイマー型認知症と診断されたのは、二〇〇二年一一月のことだった。そして二〇〇四年一月末、介護老人保健施設「メディケア栄」に入所することとなった。メディケア栄では、同年一二月にくもん学習療法を導入、翌年三月から戸田さんの学習療法がスタートした。

## 不穏が激しかった学習療法開始前

学習療法を始める前の戸田さんには、様ざまな認知症の症状が見られた。車椅子でスタッフに近寄っては「帰る、帰るー！」と出口を探して訴え続けるなど、帰宅願望が強かった。また、椅子を見つけると不用意に立ち上がって危険なので、視界から椅子を隠したり、車椅子での徘徊が激しいために鈴をつけたりもした。

また、「やかん」に対するすさまじい執着と不穏があり、施設内でやかんを見つけると「わたしのやかん！」とつかんで、持ち帰ろうとし、手を離さない。やむなく、施設内でやかんを持ち歩くときは、風呂敷で包んで隠したほどだった。難聴もあって、介護スタッフの言うことはほとんど通じない。身辺自立面では、尿便意が不明瞭で紙パンツを使用。また、他の男性利用者を夫とまちがえて世話をしてしまうことがしょっちゅうあり、そのたびにけんかになって、長男が謝りに行くという状態だった。二〇〇四年九月には、認知症専門棟に移った。学習療法を始める半年前のことである。

## 学習療法を始めて三か月で生活面にめざましい変化

学習療法を始めたのは、二〇〇五年三月。やや重めの認知症だった。読み書きはことわざ、計算はたす1の段階からスタートすることになった。

学習を開始して一か月で、早くも驚くべき変化があらわれた。何度も繰り返し訴えていた帰宅願望がなくなった。表情も、以前と比べて穏やかになった。もう「やかん」を見ても、何も言わない。二か月後には徘徊もなくなり、落ち着いて過ごせるようになってきた。三か月目に入ると、学習中はいつも笑顔が絶えず、集中度も高まってきた。学習もすらすらとでき、「もう終わり？　もっとやりたいわ」と意欲を見せる。

四か月を過ぎて以降は、日を追うごとによくなっていった。すさまじかった不穏はまったくなくなった。ベッドから車椅子への移乗も、以前なら「だれか来てー！」と叫んでいたが、自分で移れるようになり、居室から自分で出てくる。ＡＤＬ（日常生活動作）は見ちがえるように向上してきた。表情も優しくなり、鉛筆を削るのもスタッフを手伝う。介護スタッフの言うことを穏やかに聞けるようになり、何かで気持ちを荒げることがあっても、少し声かけをすればすぐに落ち着く。テレビを、じっと集中して見ることもできるようになった。視線がしっかりと画面を追っている様子が、見て取れる。転倒も激減した。集団体操のときには出席を取ったり、紙芝居を読んだりと、様ざまな役割も担うようになった。

## 八か月後、学習療法に積極的に参加、さらなる改善が！

八か月を過ぎるころには学習がすっかり生活の一部となり、「私の番、まだ？」と自ら学習療法室に来るようになった。このころになると、妄想もまったくなくなり、何度も同じことを繰り返して言わなくなった。長男との会話も楽しくできるようになってきた。以前は、母親の認知症とどう向き合っていいのか戸惑う長男との間に、様ざまな軋轢《あつれき》もあったようだ。母の兄は一五年前に他界したが、しっかり者だった母に「兄がさっきまでいた」などと言われると、長男はどうしても「何を言っているんだ、母さん。しっかりしろよ！」と声を荒げずにはいられなかったという。戸田さんの状態がよくなるにつれ、家族の接し方も穏やかさを取り戻してきた。

学習療法を始めてからの母親の変化を、長男が語ってくれた。「きちんと現実を認識できるようになったようです。伯父が亡くなったことも認識できるようになっています。面会に行くと『悪いなぁ、忙しいからそんなに来んでもいいよ』とねぎらいの言葉をかけてくれるんです。でも、内心は家に帰りたいんだろうなあと思うと、胸が詰まります」。母と息子、互いを思いやる気持ちが通じ合う。

一〇か月を過ぎるころ、さらに驚く変化が見られた。排泄の改善である。尿便意が戻り、失禁がなくなり、トイレにも自分で行くと言って車椅子をこいで向かう。トイレでの動作も自立してきて、見守りでほぼだいじょうぶな状態になった。きちんと自分で手も洗える。体の動きもしっかりしてきた。以前はほとんど立てなかったのが、立位の動作が安定してきたのだ。前頭前野を鍛えると、その隣にある運動野も刺激されて、身体も元気になってくるのか、目を見張るような変化だ。一年を通じて、めざましい改善をとげていた。

## 学習療法の効果を実感し、スタッフの意欲もさらに向上

ケアマネージャーで、学習療法統括リーダーの竹内敬恵さんは、「戸田さんの劇的な変化の要因として考えられることといえば、唯一学習を始めたことだけなんです」と言う。「読み書き・計算とコミュニケーションを通じて前頭前野を活性化し、人間的な関わりを深めていくことで、こんなにも認知症高齢者はよくなっていくものなのか!」学習療法に携わるスタッフは、だれもがその驚異的な効果を実感したという。

学習療法の効果については、当初から話では聞いていたが、けっして肌で実感していたわけではなかった。「戸田さんのみならず、何人もの人がよくなられていくのを見てきて、その効果を初めて実感し、心から納得のいくものになってきました」と、竹内さんは熱い口調で語った。ケアスタッフたちも、学

習療法を通じて施設の利用者の方々とあらためて広く深く知り合うことができた、と喜ぶ。

## 病再発、治療中も学習療法に意欲

戸田さんは、学習を始めてちょうど一年がたったころ、病が再発した。投薬治療が始まった。そのため、認知面やＡＤＬ面の低下が見られている。一時はもうろうとして、まったく何も手につかない状態にもなった。学習療法スタッフは、教材のレベルをやさしいところへと調整し、戸田さんが確実にできるところに設定した。戸田さんは、懸命に学習を続けた。そして、もっとも厳しい状況を乗り越えた。

いまではまた、改善の兆しが見られる。読み書き・計算ともに五～六分で学習でき、毎日楽しみに続けている。闘病する戸田さんの、心の支えにもなっているようだ。投薬治療はまだしばらく続くとのこと。学習療法を続けていく中で、少しずつでもまた元気な戸田さんに戻っていってくれることを、スタッフ一同は心から祈っている。

# 尿意が戻った！　その瞬間、学習者と職員がいっしょになって歓喜

社会福祉法人　福寿会　特別養護老人ホーム「ゆうとぴあ」熊本県下益城郡富合町

夏目さよさん（女性）明治四四年生まれ（九五歳）

（病歴：大腿骨骨折術後、高血圧症、急性腎炎）

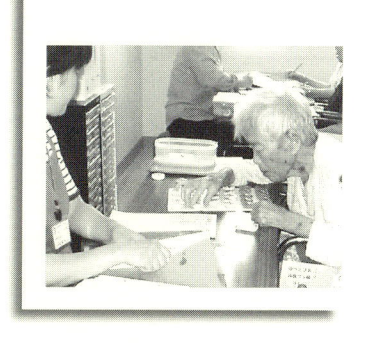

## 転倒、手術、そして認知症の症状が……

夏目さよさんは、一九九九年一一月に自宅で転倒し、大腿骨頸部骨折で手術を受け入院。これがきっかけとなり、やがて認知症の症状が出た。介護老人保健施設を経て、二〇〇〇年一一月末、特別養護老人ホーム「ゆうとぴあ」に入所した。

入所後は、ほとんどベッドで過ごす毎日だった。食事したことを忘れ、「食事はまだですか」、夜間は「起こしてください」とのコールが多く出ていた。介護スタッフがいろいろ説明するが、なかなか理解してもらえない。食事は自分で取ることができたが、隣の人の食事に手をつけることもしばしばあった。車椅子に座ると体を安定できず、姿勢が崩れるため、短い時間しかベッドから離床できない状態だった。

七人兄弟の長女だった夏目さん。妹や弟たちの子守りで、学校にはなかなか通えなかったという。でも勉強が好きで、計算やそろばんが得意だった。「もっと勉強したかった」と常日頃話し、学習したいと

望んでいた。

夏目さんは二〇〇〇年から五年間、ほとんど寝たきりの状態で、常時紙おむつを使用、尿便意を発したり、トイレに行きたいという訴えはまったくなかった。

## 夏目さよさん、出発進行！

二〇〇三年の一二月、ゆうとぴあのスタッフが偶然、学習療法をテレビで知った。『父さんの出発進行！』（仙台放送制作）という番組だった。報道された認知症に対する効果に驚愕した。「利用者さんを元気にできるのなら、自分たちもぜひやってみよう」という強い思いから、夏目さんへの「我流の学習療法」がスタートした。

学習の支援をする介護スタッフが一対一で、目線を合わせて机に座る。そうやって毎日夏目さんに接することにより、夏目さんのことが以前よりつぶさに観察でき、細かなことまで見えてくるようになった。スタッフは考えた。「おむつではなく、トイレで排泄するほうが、ご本人は気持ちいいのでは？もしかして、できるのでは？」

そして、トイレに連れていった。白い便器に音を立てて尿が落ちる、たったそれだけのことが、いかに人間にとって貴重なことか。ご本人とスタッフが、いっしょになって歓喜した瞬間だった。

この出来事をきっかけに、夏目さんは尿意を訴えるようになる。自分で排泄したいという意欲が出てきたのだ。そして、それをスタッフに言葉で伝えることができるようになったのだ。その結果、日中はおむつがはずれ、排泄の自立につながっていった。高齢になってどんなに体が衰えたとしても、自力でトイレができることの意味はきわめて大きいのではないだろうか。精神的にも、その人が自尊心を維持できるからだ。

ところが、夏目さんはやがて、次第にトイレへ行くと言わなくなってきた。心配したスタッフは、それとなくご本人に「最近トイレに行くとおっしゃいませんね」と尋ねてみた。夏目さんはなんと、「職員さんは、みんなが忙しくしていて、呼んでも時間がかかるし、自分の世話で職員さんをわずらわせるのは気の毒だから」と言った。スタッフの行き届かない対応にクレームを言うどころか、職員を気遣ってくれてさえいたのだ。

この言葉は後に、利用者に対するゆうとぴあの介護の姿勢に、大きな影響を与えることになった。「一人ひとりへの個別介護」という、介護の命題に向けての取り組みが始まった。

## 以前の母が感じられるようになった

夏目さんの学習の状況は、こんな具合だった。日常生活の中では少しちぐはぐなことはあっても、計算はすらすらでき、難しい漢字も読める。介護スタッフたちは、認知症高齢者は何もできない、理解もできない、とばかり思っていただけに、学習がきわめてスムーズにできることを知ったときの感動には、計り知れないものがあった。

夏目さんには徐々に、理解力・認知力が出てきた。隣の人の食事に手をつけることはもはやなくなり、「食事をしていない」とも言わなくなった。また、夜間のコールが減り、ぐっすり睡眠できるようにもなった。

学習療法について夏目さんは、「少女時代は兄弟の世話をしなければならず、勉強したくてもできなかった。だからいま、学習できることがとってもうれしいし、楽しい」と語っていた。

家族は、「以前は面会に来ても、こちらがだれなのかを理解してもらえないことがしばしばあったのに、学習療法を始めてからは、しっかりわかってくれ、『まだ帰らなくていいのかい？　夕飯の準備があるだろうから、もう帰りなさい』と気遣ってくれるようになった。ときには、こちらの歩く姿を見て、『腰が悪いのでは？　病院に行きなさい』と思いやりの言葉をかけてくれる。何よりうれしいのは会話が成立するようになったこと、そして以前の母に戻ったように感じられることです」と、喜びを言葉にした。

夏目さんは、ゆうとぴあがくもん学習療法を導入（二〇〇四年九月）する前に、この施設で初めて実験的に学習の取り組みをおこなった、記念碑的な学習者である。当時は市販のドリルを使用し、学習してもらった。ゆうとぴあでは、学習による夏目さんの日常生活での変化と改善が顕著だったからこそ、その後施設をあげて、学習療法に本格的に取り組むことを決意したという。夏目さんの表情の変化や言動の変化は、スタッフを驚かせた。特別養護老人ホームという、いわゆる「終の棲家《すみか》」で、身体介護を中心とする「お世話をする介護」の現場に予想をはるかに超えて起こった、認知症高齢者の変化と改善。それは、介護の現場に人間の可能性と希望を呼び覚ますにじゅうぶんな、画期的な「事件」だった。

## 学習者が変えた施設の介護

ゆうとぴあの主任代理責任者で、学習療法リーダーの増茂一代さんは言う。「学習開始前と学習継続後で、学習者が劇的に変化したことによって、認知症の方に対する介護スタッフの認識が大きく変わりました。学習療法をやっていく中で、認知症高齢者とコミュニケーションを取ることや相手の気持ちを感じることの大切さ、その人らしさを見つけることのすばらしさを身にしみて実感しました」

夏目さんは、持病の腎不全が悪化したことで体力が低下し、食事も取れない状況の中、「『頭の体操』しましょうか？」とのスタッフの声かけに、「起きます。起こしてください」と意欲を見せ、鉛筆をしっかり握って学習療法に取り組んだ。その姿に、職員全員が感動した。夏目さんは最期まで学習を続け、二〇〇六年五月、皆に惜しまれつつ旅立った。

ゆうとぴあでは、夏目さんのお別れ会をおこない、職員全員で冥福を祈った。

「ご家族の方から、『学習療法をしていただいて、母も幸せでした』という言葉をいただき、学習療法に取り組んでほんとうによかったと感じました。そして、介護の仕事の醍醐味や喜びというものを、味わうことができるようになりました。学習療法を通して、人間の可能性は何歳になっても無限にあるということ、そして、人と人とのふれあいの大切さを学びました。これから自分たちがしなければならないことは、それを皆に伝えていくことだと考えています。皆が手に手を取り合って地域を支えていく社会の実現をめざしたいと願っています」。増茂さんは、このように話を結んだ。

# 投薬治療から学習療法へ。物盗られ妄想が消え、老健施設から自宅復帰

医療法人　白十字会　介護老人保健施設「サン」　長崎県佐世保市
大村くめのさん（女性）　大正二年生まれ（九三歳）
（病歴：大動脈弁狭窄症、慢性心不全、アルツハイマー型認知症）

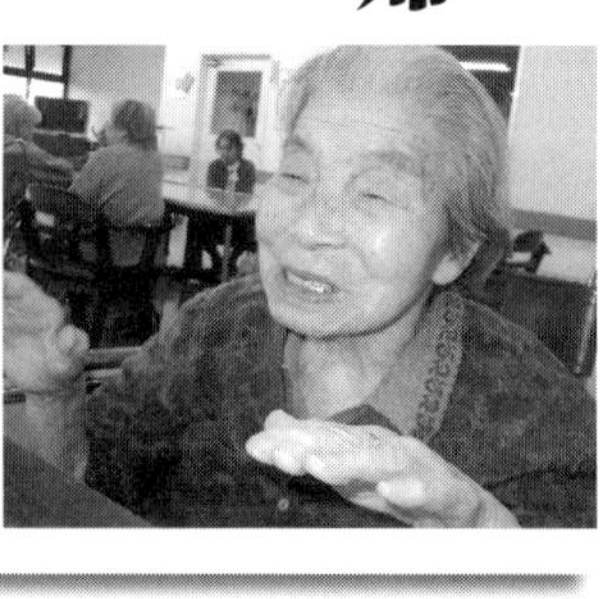

## 学習が大好き、物盗られ妄想がなくなる

大村くめのさんは、佐賀県の出身。ご主人は太平洋戦争で戦死、女手一つで三人の子どもを育て上げた。お菓子をつくって売る製菓販売業を、一生懸命営んできた。生家は農家で、田んぼや畑の仕事を子どものときから手伝ったことで、体は丈夫だったと述懐する。

大村さんは二〇〇五年五月、介護老人保健施設「サン」に入所した。笑顔は見られず、表情も険しかった。入所までは認知症の周辺症状を抑えるために、抗精神病薬を投薬されていた。何年も服用していた薬は、医師であるサンの石橋経久施設長の判断で、入所即日に停止された。大村さんは車椅子での徘徊と、物盗られ妄想が激しかった。夜になるとたんすの引き出しを開けて、「お金（売上金）をとられた」と繰り返し叫んでいた。

大村さんの学習療法は、入所後間もない二〇〇五年七月にスタートした。学習には嬉々として取り組

んだ。「尋常小学校でも楽しく勉強してました。忘れられんばい」。「運動会ではいつも、一番だった」。「通信簿も『甲』ばっかりじゃった。先生によく、かわいがられました」という大村さんは、無類の勉強好き。午前に学習が終わった後も、学習教材が置いてある場所を探し、「学習をしたい」と、よじ登るかのように車椅子から伸び上がって、棚の教材を取り出そうとすることがしばしばあった。取り出して、実際に独りで学習していたこともある。大村さんの意思表示が活発になってきた。

四か月後のある日、それまで頻繁だった物盗られ妄想が突然に消えた。六か月を経たころから、学習時間の認識ができるようになり、教材探しや車椅子での徘徊も減り、「待つ」ことができるようになった。また、学習などの活動を集中しておこなうことで、頻尿がなくなり、失禁がほとんど止まった。夜間でも尿意を訴えることで、定時のおむつ交換からポータブルトイレでの排泄ができるまでになった。大村さんは学習を始めて、このように認知症の症状が改善するとともに、日記をつけ始め、朝には新聞を読み始めた。そして生活のリズムができ、笑顔で過ごすことが多くなった。さらには、手鏡をのぞいて、身支度をも楽しみ始めた。面会に訪れるご家族も、そのたびに目を見張った。

介護スタッフで学習療法士の田邊直美さんに、大村さんの学習開始後の変化について話をうかがった。大村さんは、自分で車椅子に乗り移ろうとしたり、車椅子にブレーキをかけなかったり、危険に対する認知が低かった。学習するにつれて認知度も上がり、車椅子に自分でブレーキをかけ、スタッフに車椅子に移乗したいことを伝えてくれるようになった。難聴はあっても他の入所者に自分から話しかけたり、他人の世話をしようとするなど、思いやりも出てきた。「教材を題材にして、お話をしました。むかしの話をよくしてくださいましたね。北海道までお菓子を売りに行かれたことや、苦労して子育てをしてこられたこと。入所当時の状態からすると、学習療法を始めてからは、ずいぶん印象がちがってきました」

と田邊さんは話す。こうして、大村さんは二〇〇六年八月末にサンを退所できた。長男夫婦は家を改築して受け入れ態勢を整え、母親を迎えた。

## 「楽しく生きています」

大村さんは現在、長男夫婦と自宅で過ごしているが、月に一週間程度はショートステイ（指定短期入所生活介護）を利用する。大村さんに会いに、晩秋のある日、佐世保市内のショートステイを訪ねた。仲間といっしょのテーブルに穏やかに座り、ベージュ色の毛糸で編み物をしていた。襟巻きだとおっしゃった。

ゆったりと微笑んで、じつに自然体。そんな印象を与える大村さん。長生きをされる方の共通項なのか。「いつも楽しく生きています。皆さんのおかげです。感謝しています」と大村さんは話してくれた。「何でも食べる。好き嫌いというものはなか。体もどうということがないから、いま九三歳だからねぇ、（即座にひき算をして）あと七年たい。いまの調子で一〇〇歳までも行くじゃろねぇ。病気もせんし、ごはんもおいしいけんね」。静かな自信が感じられた。「毎日の楽しみは何ですか」との問いには、「皆さんに囲まれて、こうやってともにいるのが楽しいね、うれしかね」。会話をおおいに楽しんでいる。「娘のころは、田んぼや畑で忙しかった。一八歳で結婚したとよ。でも、父ちゃんが戦死してね。第一、働いた。働いて、働いて、働いて」

優しい。「いっしょに食べよう」と、大村さんはおやつのゼリーを半分に、きれいに割って分けてくれた。食べ終わると、差し出された一桁のたし算を声に出してすらすらと、みるみる解いた。隣に座って一時間がたとうとしていた。「だいじょうぶ、疲れとらんよ」。今度は歌の話題になったと思うと、やにわに、しっかりした声で『夕焼け小焼け』を歌ってくれた。「よう歌いよったけん、やっぱ覚えとる」。「美空ひばりもよう歌った」

『みかんの花咲く丘』をいっしょに歌った。大村さんは、たて続けに歌ってくれた。『リンゴの唄』である。

二曲とも昭和二一年、大村さんが三三歳のころにはやった曲だ。「むかしのことは忘れた」と話しながらも、戦争のこと、ご主人のこと……、歌が大村さんをその時代にいざなっているかに見えた。

## 学習療法は本物だと直感

サンは二〇〇五年七月に、くもん学習療法を導入した。石橋施設長は二六年のキャリアを持つ外科医である。「同じ年の春、近くの書店で偶然に『痴呆に挑む』(くもん出版、二〇〇四年発行)という本に出会った。さっそく学習療法の震源地である福岡県大川市の道海永寿会『永寿園』を、私が先頭になって二〇数名で見学に行きました。本で読んだ学習療法というものを、ぜひ自分の目で見てみたい。その成果を自分の目で見て判断しようと。〝目からうろこ〟でした。くもん学習療法は、まさに現場至上主義。本物だと直感しました」と語る。

楽しくないと学習は続かない。集中する高齢者。終わったときの満足感。大きな丸と一〇〇点を目にした瞬間に、学習者の達成感や満足感がぱあーっと笑顔に出る。そして、自分をしっかり見てくれるスタッフと目線を合わせての楽しいコミュニケーション。その蓄積こそが、喪失感でいっぱいの認知症高齢者に少しずつ、しかし確かな自信を育んでいく。そして、身辺自立がまたできてくる。その人らしさが戻ってくる。

「『こんな〝寺子屋〟みたいなことを高齢者に……』などという人が世間にはいますが、そういう人は現場を見ようとしていないのです」と、石橋施設長は続けた。「サンでは、一〇五歳になられた男性（元警察官、長崎県内男性での最高齢者）も、かくしゃくとして学習療法を楽しんでいます。九〇歳、一〇〇歳の高齢者を毎日あれだけ熱中させて、しかも充実感や満足感を持っていただける方法はほかにありません」

医師としても、毎週のように大村くめのさんを診てきた石橋施設長。「大村さんも、学習療法で脳のネットワークが再構築されたんでしょう。本来のご自分を取り戻されたのですよ。抗精神病薬なんかでは、絶対に取り戻せない自分を」

石橋さんはこう結んだ。「学習療法で生きる意欲が出てきたんですね。生きる楽しみというものが認められます。脳の働きの改善こそが、認知症の扉を開く鍵なのですね」

# 家族の愛情と介護スタッフの熱意が認知症を改善させた

社会福祉法人　道海永寿会　介護老人保健施設「ふれあいの里道海　温泉デイケアセンター」
福岡県大川市

**東山アカネさん（女性）　大正元年生まれ（九四歳）**

（病歴：パーキンソン病、アルツハイマー型認知症、股関節脱臼術後）

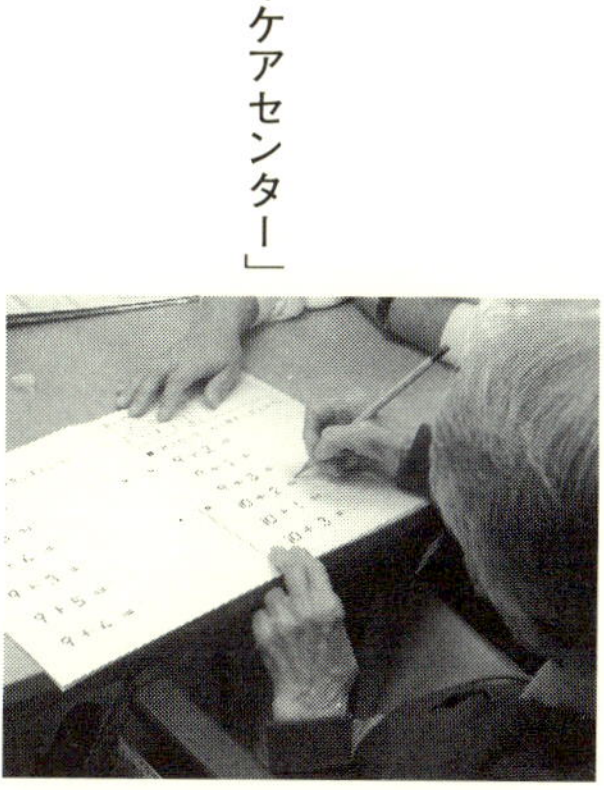

## これだ！　母のためにやってみよう

東山アカネさんは、一九九九年ごろから認知症の症状が出始めた。二〇〇六年初めには、パーキンソン病も確認された。

「ふれあいの里道海　温泉デイケアセンター」への通所は、あることがきっかけだった。二人暮らしで東山さんを介護する長男が、東北大学・川島隆太教授の番組（ＮＨＫ制作）を視聴したことによる。二〇〇六年二月、〝知るを楽しむ〟シリーズの『脳を鍛える』という、学習療法についての放送だった。

じつは長男は、姉たちに代わって母親の介護を自身ですることを決意し、勤務する会社から二〇〇五年の夏より介護休暇を取って、単身帰郷。一人で母の介護に献身していた。テレビで学習療法を知り、「認知症にこんな療法が存在するのか！」と希望の光を感じた。さっそく、インターネットで「学習療法」を検索。驚いたことに、この学習療法の発祥の地ともいえるところは、自分たちが住む町に隣接する大川市にあった。道海永寿会である。

長男はすぐさま、学習療法に関する書籍『痴呆に挑む』（くもん出版、二〇〇四年発行）を買い求めて、読みふけった。「これだ、やれるだけのことをやってみよう！」と決意した。翌三月には、この道海永寿会の通所リハビリ施設である、ふれあいの里道海・温泉デイケアセンターに母の通所を実現させた。母に学習療法をさせてあげたい、息子のその一心から通所を始めたのだった。母のアカネさんは、一月から三月にかけて認知症の程度が急に進行し、全介助の状態になっていた。日中は目覚めさせようとしても、ほとんど眠っている状態で、食事も移動も全介助、尿意の訴えもなく紙パンツを使用していた。深刻だった。

## 通所での学習開始、そして自宅でも

三月一五日、東山さんの学習療法がいよいよ始まった。車椅子で、ふれあいの里道海・温泉デイケアセンターの机に向かった。

もう三年以上も手にしていない鉛筆を握る。机に向かっても、ともすると少し傾眠（たびたび居眠りをする状態）傾向があったが、一対一で学習支援するスタッフがそのつど、「東山さん！　東山さん」と声かけをし、最後まで、三〇分間の学習を終えた。一〇〇点に笑顔が浮かんだ。初めのころは自分の名前の漢字を思い出せない様子で、何度も書き直しをした。音読は大きな声で発音できたが、書きの多くはスタッフが代筆した。一か月目は週一回の通所だったので、学習も週に一回のみだった。五回目の学習日、スタッフの「一〇〇点です！」に「ありがとうございます。一〇〇点もらいました！」と、満面に笑みを浮かべた。日常生活では、まだこのころまでは傾眠傾向が強く、声かけに対して反応はあっても、東山さんからの自発的な発語はあまりなかった。

学習開始二か月目から、週二回の通所利用となった。さらに、デイケア主任で学習療法リーダーの古賀由里江さんが長男に、自宅での学習の必要性を説明して、長男がそばに付いての、週一～二回の自宅学習も始動した。家でも、施設同様の学習環境を整えてもらった。そして、それまでのよだれが止まった。

## 周囲も注目した八か月での成果

三か月目、東山さんに自発語が出てきた。学習中の代筆の回数が少なくなり、自力書きもできるようになった。傾眠傾向は減少し、目を覚ましていられるようになり、笑顔もよく見られるようになった。母の通所は、長男がすべてマイカーで送り迎えしているが、ある日のこと、帰りの車中で突然母が話しかけてきた。新鮮な驚きだった。「いつもあそこでは、満点、満点と言われるんだよ」。直近のことを記憶していられるようになったのか、国道からデイケアセンターへの曲がり角で、「この赤いバラが目印ね」と言ったのにも大きく目を見張った。その月、要介護度は五から四に改善した。

五か月目、東山さんは学習後に、介護スタッフとの会話を楽しむようになった。六か月目にはレクリエーションに自ら参加し、排泄のほうも「もよおしました」と便意を訴え始めた。食事も一時間ほどで自力で食べられるようになった。東山さんがめきめきと目に見えてよくなってきたことに、他の利用者たちも「すごいね」と、いっせいに注目した。そして、平行棒内での立位と歩行のリハビリができるまでになった。スタッフは、通所当初ずっと寝ていた方が、歩行器で歩けるまでになったその劇的変化の数々に瞠目した。スタッフの言葉かけの賜物でもある。スタッフも、東山さんの姿に後押しされた。

七か月がたった一〇月のある日、東山さんは「学習をしに、ここに来ています」ときっぱりと話した。「学習する自分」をしっかり認識する言葉だ。施設でのタオルたたみ、という「役割」にも参加するようになった。入浴に際しては、なんとか自分で衣服を脱着しようとする自主動作が生まれ、入浴介助に協力する動作も出てきた。周囲にも関心を寄せ始めた。スタッフや他の利用者とも自発語によるコミュニケーションが増え、会話もクリアになってきた。生活リズムもできてきた。

八か月目に入って週三回の通所となり、自宅でも週二～三回の学習ができるようになってきた。計算は、たして20までのたし算。そして読み書き教材の八〇字程度の紀行文の音読は、元気な声でとても流暢だ。意欲も出てきた。手の震えで「うまく書けないんです」と言いながらも、東山さんは必ず書こうとしてあきらめない。その姿勢が、古賀さんらスタッフの心を打った。こうして、精神状態や身体機能も顕著な向上を示した。

## 化粧は母の前向きな気持ちのあらわれ

自宅での母の様子について長男は、「歩行器でなく、今度は杖で部屋の中を歩こうとします。食事では、箸の握り方が巧みになってきました。いまは米一粒でも、ちゃんと箸でつかめます。お皿を並べる準備も手伝ってくれます。食事が終わると、母が食器洗いをしてくれるんですよ。これは、あとで母が眠ってから、私がもう一度洗い直します」と微笑んだ。「認知症の症状が改善してくると、自発的な行為が増えてきます。母は、一年半くらい前の状態にまで回復しました。今は、ソファーでの一時間ほどの昼寝以外は、日中に居眠りすることもまったくなくなりました！」と手ごたえを表明する。

お肉、洋菓子やコーヒーが好物というハイカラな東山さん。言葉遣いも上品で、いつも身ぎれいにしていたい。「大正女性」然とした母らしさが戻ってきた。「一日のうちで、お母様の好きなことは」との問いに、「朝の三〇分のお化粧です」とのこと。化粧は、前向きな気持ちと社会性のあらわれだ。学習療法を始めて一か月がたったころから、化粧が復活した。髪型も気にする。長男は「母の気がすむように、口紅に見立ててじつは、リップクリームを塗ってやるんですよ」と、さらに顔をほころばせた。家族のありようが温かい。

## ひたむきなケアが高齢者をアシスト

困難に打ち勝つ介護がある。家族が熱心だと、介護スタッフの大きな支えになる。この人をなんとかしてあげたい、という思いが介護の現場にほとばしる。ひたむきなケア。介護の真骨頂は、「愛情」ではないだろうか。スキルとしての学習療法が、それをアシストする。高齢者の生きる意欲と自己肯定感がわき上がってくる。

たとえ認知症になったとしても、在宅で家族の愛情に抱かれて、穏やかに、ふつうに暮らしていく。家庭や地域の中で、自分の居場所と役割をまた見出していく。東山さんの生きる様は、超高齢社会の明日を示唆してくれているのかもしれない。

# 第2章 具体的実践方法と成功のポイント

くもん学習療法センター

# 1．学習療法とは何か

## ■学習療法がめざすもの

「音読」と「計算」を中心とする教材を使い、学習者（高齢者）と学習の支援者（学習療法スタッフ）がじゅうぶんにコミュニケーションを取りながら、楽しく学習するのが「学習療法」です。学習療法によって、大脳の前頭前野が活性化し、認知症の維持・改善が図れます。学習療法は現在、全国各地の高齢者施設などで導入され、大きな成果を上げています。

私たちはこの学習療法で、次の二つをめざしています。

**①すべての高齢者に、尊厳を保って人生を過ごしていただく**

前頭前野の機能を高めることで、コミュニケーションがきちんと取れるようになったり、さらには意欲を持って生き、身辺の自立ができるようになることをめざしています。また、学習療法を通して、認知症の改善はもとより、学び続ける喜びと、ささやかであっても自分の役割を持ちながら、尊厳を保って人生を過ごしていただきたいと願っています。

**②学習療法を高齢者の「個別ケア」に活かす**

学習療法によって高齢者の前頭前野の機能が高まり、認知症の症状が改善したり、日常生活での様ざまな変化が起きてきます。また、支援する方にとっても、学習療法のサポートを通して、高齢者の新たな可能性を発見したり、高齢者への見方、関わり方が変わってきたりします。学習療法を介護の現場において、個別ケアのツールとして活用いただくことをめざしています。

## 学習療法の定義と三つの構成要素

私たちは「学習療法」と名づけたこの療法を、次のように定義しています。

**学習療法とは、音読と計算を中心とする教材を用いた学習を、学習者と支援者が、コミュニケーションを取りながらおこなうことにより、学習者の認知機能やコミュニケーション機能、身辺自立機能などの前頭前野機能の維持・改善を図るものである。**

学習療法は、「学習者」、「支援者」、「教材」の三つの要素で構成されています。つまり、教材という素材を介した、学習者（高齢者）と支援者（学習療法スタッフ）とのコミュニケーションで成り立っているのです。

支援者は学習者をサポートする人であり、「指導者」や「先生」ではありません。人生の先輩である高齢者

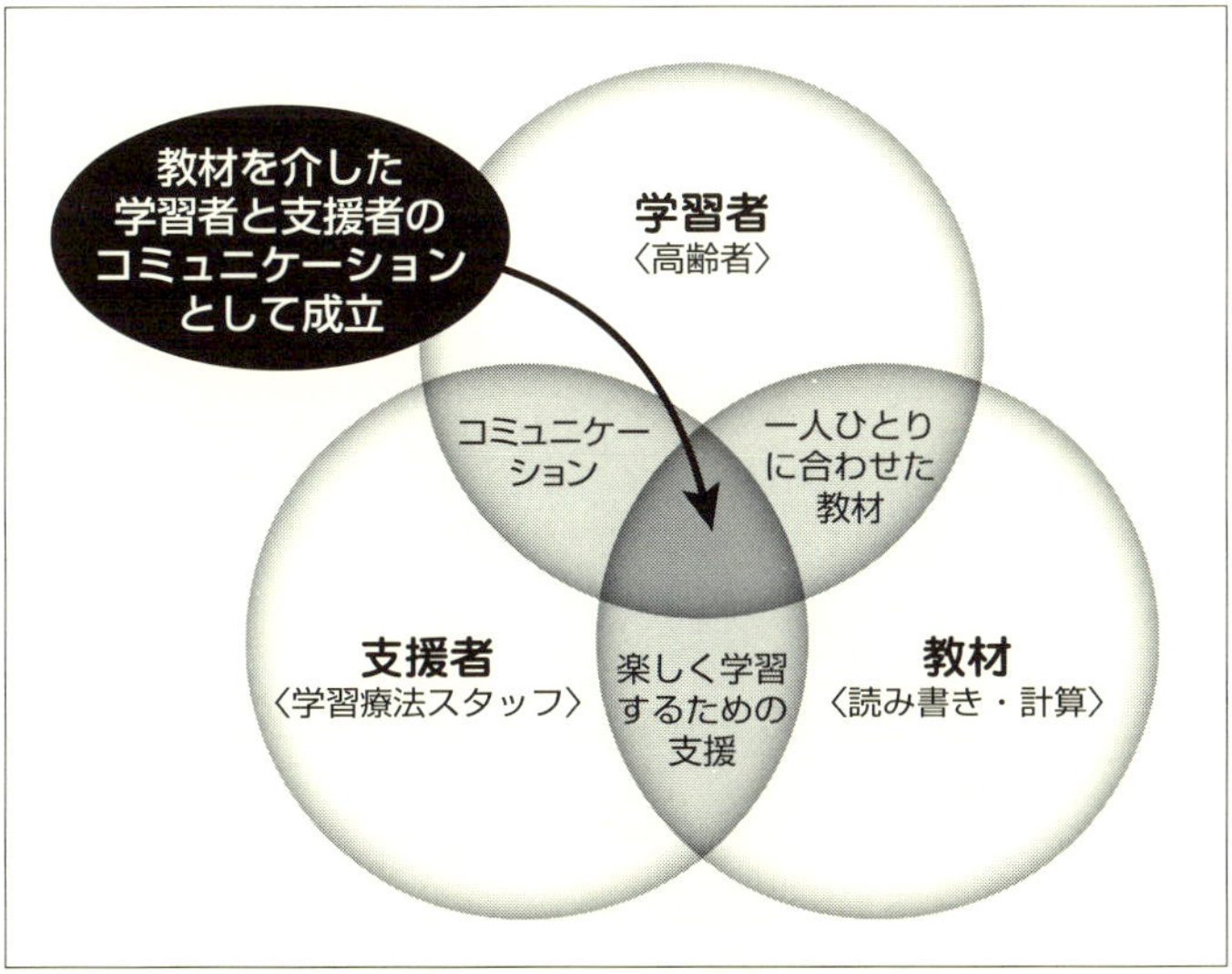


学習療法　三つの構成要素

を敬い、学習を通して楽しい時間を過ごす場をつくり出します。すらすらできる簡単な読み書き・計算の学習と、支援者との楽しいコミュニケーションは、高齢者の前頭前野を活性化させます。その結果、コミュニケーション能力や身辺自立能力など、「前頭前野の機能」が高まっていくのです。

ここでいうコミュニケーションとは、単なる「世間話」にとどまらず、教材を介してともに学び合い、教材の内容から話題を広げたり、また、できたことを喜び合うなど、互いの意思疎通を活発におこなうことです。このようなコミュニケーションが、学習自体の効果と相乗的に作用して、高齢者の意欲や生きる力を高めていきます。

巻頭カラーの図④「学習中の働きかけの効果」は、学習療法をおこなっているときの、前頭前野の活動の様子です。左の画像は、あいさつをしたり学習の手順を説明するなどの、簡単な声かけをしているときの画像です。右の画像は、学習した教材を採点して大きな丸と一〇〇点をつけ、ほめたときの画像です。ほめられることによって、社会性やコミュニケーションを円滑にするために機能している前頭前野がより活性化していることがわかります。

学習中の働きかけの効果

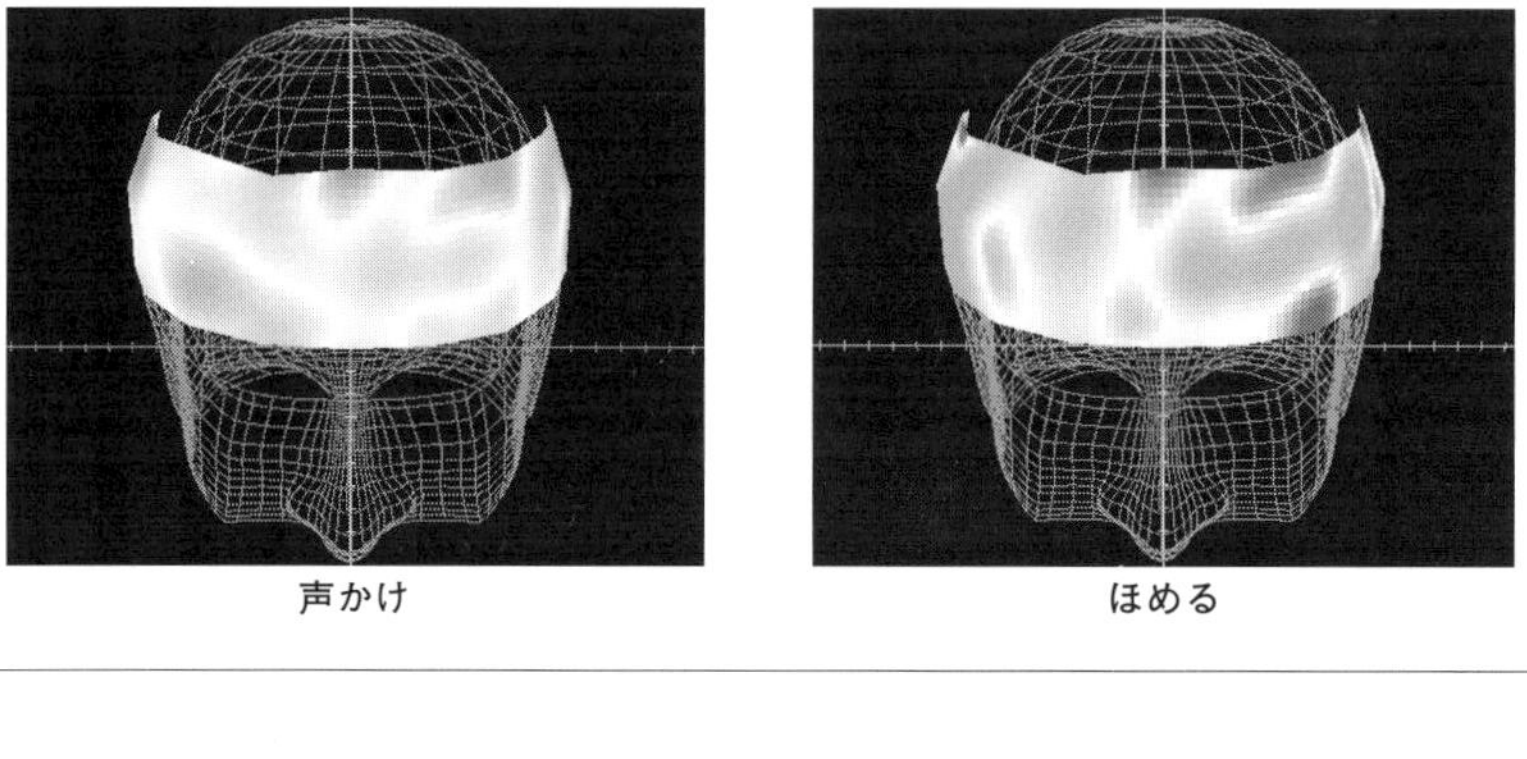

声かけ　　ほめる

## 学習療法の六つの原則

学習療法の実施でもっとも大切なことは、コミュニケーションを活発に取り、明るく楽しい「学習」の場にすることです。学習療法を実施する際に必ず守っていただきたい、という項目を六つにまとめました。

### ①読み書きと計算に絞った学習課題の提供

学習療法は、やさしい「読み書き」と「計算」が大脳の前頭前野の機能を高めるという、脳科学によって証明された事実に基づいています。難しい漢字の習得や難解な文章理解、高度な計算をする必要はありません。また、子どもの学習のように、新たな学力や知識を身につけることが目的ではありません。

### ②一人ひとりに合わせた学習課題の提供

高齢者の一人ひとりが過去に獲得した知識や経験は、大きく異なります。また、現在の心身の状態、認知症の状態もちがいます。ですから、一人ひとりに応

#### 音読や計算の不思議

脳のどの部分に、どのような働きがあるかを地図（マップ）をつくるように細かく、正確に調べていく「ブレインイメージング研究」によって、音読や簡単な計算で脳全体が活性化することが確かめられたわけですが、その理由は科学的にはわかっていません。川島隆太教授は、これを説明する一つの仮説として、次のように述べています。

「一般に、約五万年前に登場したといわれている人類の祖先が文明を創出し得た第一の理由は、コミュニケーションツールとしての言語を持ったことです。これによって集団のコミュニケーションが可能となり、集落をつくれるようになりました。

もう一つの理由は、数の概念を持ったことです。一見、簡単に思える『言葉や数を操作すること』は、人間以外の動物にはできない、とても高度な作業です。この言語や数といった、記号を扱う能力を獲得し、それによってさらに脳を発達させてきたという人類の歴史が、人間の遺伝子の中に刻み込まれているのではないでしょうか。

そして、遺伝子に刻み込まれたこの情報は、乳幼児が言葉や数を取り扱った瞬間に、それらをより高度に使いこなすことができるよう、前頭前野を含む脳全体を活性化し、発達させるためのスイッチとなっていて、これが大人になっても働くのではないか……」と。

じた学習課題のレベルや学習量を設定し、学習を進めていくことが必要です。

### ③自力学習が可能となる学習課題の提供

学習者自らがすらすらと鉛筆を動かし、学習課題を解いていくとき、前頭前野はおおいに活性化します。したがって、多くの説明を必要とする難解な学習課題は脳の活性化をもたらさないばかりでなく、高齢者の混乱を招くもととなります。できるだけシンプルで、明快な学習課題であることが必要です。そうすることで、学習に慣れてくれば高齢者は何をすべきかがわかり、自ら取り組むことができるのです。

### ④満点（一〇〇点）主義

学習で達成感と成就感、充足感を持っていただくためには、負担が少なく、すらすらと自力での完成が可能な課題であることが必要です。学習療法では、満点（一〇〇点）をとても大切にしています。「できた」という自信を持っていただきたいからです。すらすらできるレベルを維持しつつ、楽しく継続するためには、できるところから積み重ね、日々満点を重ねていくことが基本です。

やさしすぎる問題を与えることで、高齢者のプライドを傷つけてしまうのではないかと心配される方もいますが、やさしいほうが脳を活性化させるということをきちんと伝えれば、ほとんどの方に納得していただけます。逆に、「できると思っていた問題が、できなくなっている自分に気がついた」ときにプライドが大きく傷つき、閉じこもりの症状を引き起こし、一切のアクティビティにも参加されなくなったという事例があります。やさしい問題を速く解くほうが脳がより活性化する、ということが確かめられており、やさしすぎると思えるくらいのところから始めるほうがよいのです。

### ⑤毎日・短時間集中・継続学習

学習療法は筋力トレーニングなどと同様、一日で効果が出るものではありません。また、高齢者の心身の状態を配慮して、短時間で効率よく学習できるものでなければなりません。一日に二〇～三〇分程度を目安にして、できるだけ毎日継続することが大切です。

### ⑥即時フィードバック（認める、ほめる）の実施

学習する高齢者は学習の内容がやさしいものであることはわかっていても、できているかどうか、不安に感じています。学習を介したコミュニケーションを充実させるためにも、やりっぱなしにするのではなく、学習を見守り、学習終了時は学習成果をすぐにフィードバックします。

このフィードバックによって、学習を終えた高齢者の充足感はいっそう増し、それが意欲の向上や脳の活性化にもつながるのです。たとえ、どんなに簡単な問題であっても、少し大げさなくらいに、全部できたことをほめ、認めるようにします。

#### 「教材」と「コミュニケーション」、どちらが効果的？

学習療法による脳機能の向上には、読み書き・計算の教材そのものによる効果と、教材を使うことで学習者と支援者の間に生じるコミュニケーションによる効果の両方がありそうだ、ということに注目しました。

そこで、共同研究チームの心理学研究者により、両者の関係を調べる研究をおこなった結果、教材学習だけでも脳機能が改善することがわかりました。

しかし、支援者が学習者と上手にコミュニケーションを取ることで、より脳機能の改善効果が上がる、ということもわかりました。具体的には、ていねいに声かけをする、学習者への指示をきちんとする、学習者の学習のやり方を尊重する、採点や終了時に声かけをする、ということなどがあげられます。最大のポイントは、学習が終わったらその場で認め、ほめるということです。

# 2. 学習支援の方法

## 具体的な支援の方法

### ①学習支援体制

学習療法を実施する形態は、一名の支援者（学習療法スタッフ）が二名の学習者を同時に支援する、「一対二対応」を基本とします。ただし、支援者がまだ慣れていないときや、学習者が重めの認知症であったり、身体的に麻痺や障害があるなど、二名を同時に支援することが困難な場合は、一名の支援者が一名の学習者を支援する「一対一対応」とします。

### ②レイアウトの考え方

通常、学習者は二名一組みで学習します。支援者は学習者二名と対面して座り、二名の学習を同時に支援します。学習室を設置する場合には、二組みのテーブルで、二名の支援者が、四名の学習者を支援するのが基本です。下のレイアウト図を参照してください。一対二が二組みのレイアウトです。複数の人がいっしょに学習するこ

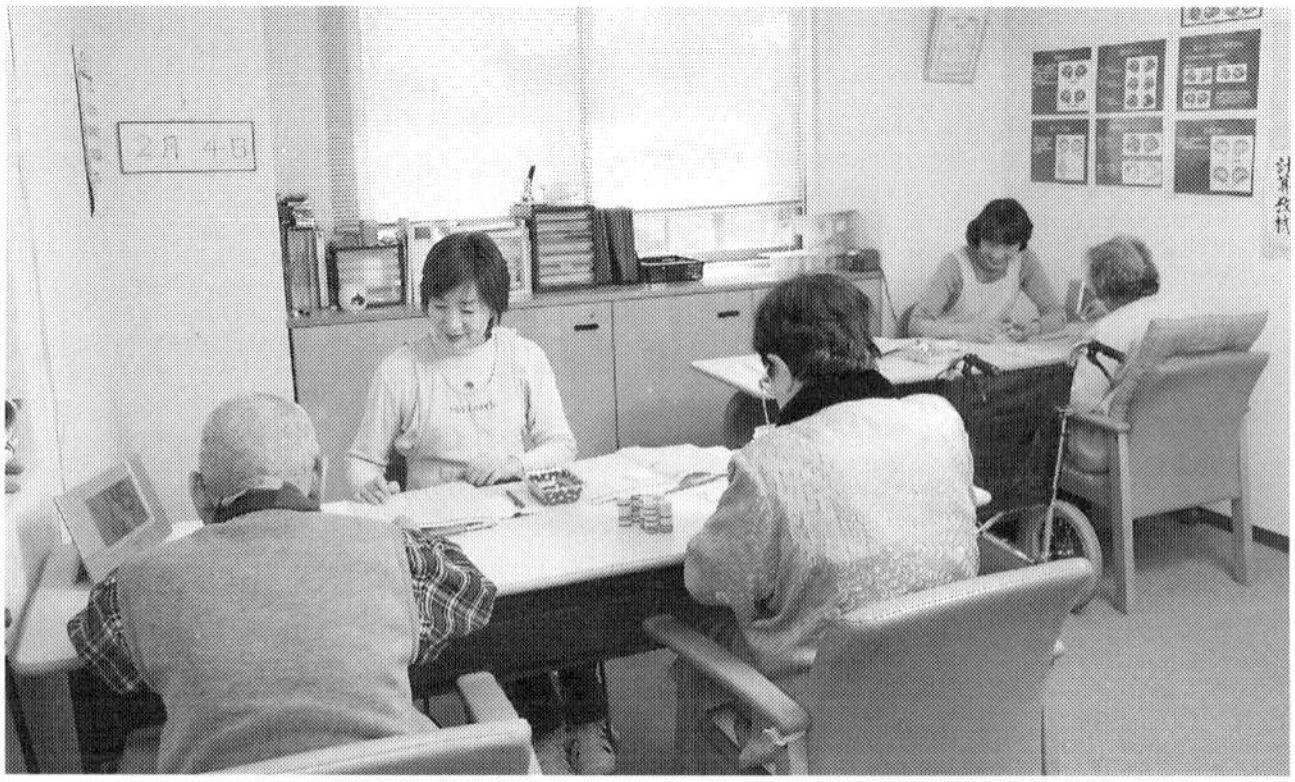

学習風景

とで、みんなで楽しく学習する雰囲気がつくれ、活気が生まれます。

　また、小規模施設（グループホームなど）では、ユニットごとでの実施や、支援者一名での実施も可能です。

### ③スタッフ体制を組む

　学習療法を継続して安定的に運営するためにも、チームを組んでスタッフ体制を整える必要があります。二〇名程度の方に学習療法をおこなうなら、一日に二人の支援者が要する時間は二時間半になります。ですから、勤務シフトの関係からも、一〇名前後の学習療法スタッフチームを組み、余裕を持った体制にする必要があります。一人、二人の支援者だけで、ほかの人の協力もなくおこなっているようでは、すぐに立ち行かなくなるでしょう。

　学習療法は、単なるレクリエーションの一つではありません。レクリエーションのように楽しくおこなうことは同じですが、目的はいわば脳のリハビリであり、認知機能の維持・改善なのです。したり、しなかったり、ということがないよう、大切なケアの一つとして位置づける必要があります。

　そのためにも、まず施設の総意として学習療法の位置づけを明確にし、全スタッフで共有し、支援者が学習療法の時間をきちんと確保できるようにしなくてはいけません。

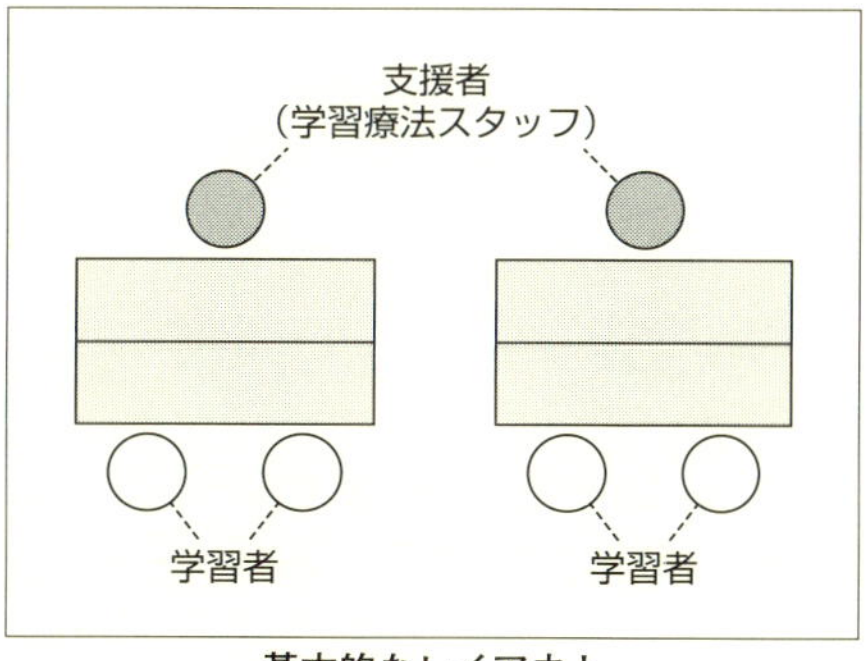

基本的なレイアウト

### ④学習日数・時間

　学習療法は、服薬や運動と同様、毎日続けることが肝要です。できるだけ毎日、少なくとも週四日の学習日を確保します。通所施設などで、通所だけでは学習日が不足するような場合は、自宅での学習で補うことで、週四日以上の学習日を確保します。

一人の学習時間は、教材・教具学習、支援者や学習者同士のコミュニケーションを含め、一日二〇～三〇分程度となります。学習者と支援者がともに負担とならず、継続できる時間・量であることが大切です。

## ⑤学習内容

「読み書き」と「計算」を中心とした教材学習をおこないます。教材は、負担にならない課題を毎回一定量学習します。またあわせて、くもんのオリジナル教具「磁石すうじ盤」（115ページ参照）を使った教具学習をします。これには30、50、100の三種類があり、一人ひとりのレベルに合わせて選びます。

## ⑥学習の進め方

学習は、次の手順で進めます。「読み書き」と「計算」の学習は、どちらを先にしてもかまいません。

### (1) 入室・あいさつ

支援者は、学習者を明るく笑顔で迎えます。「よく来てくださいました」という気持ちで迎えることが大切です。

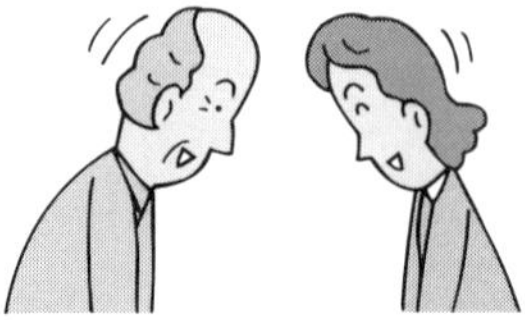

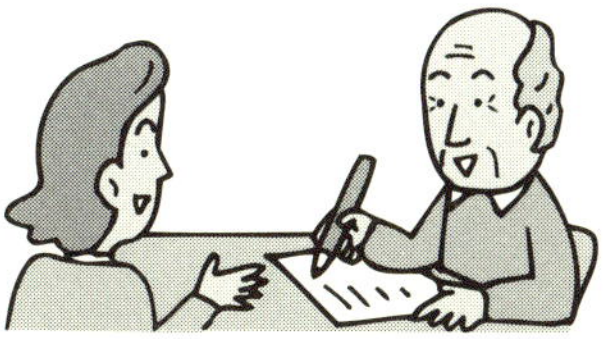

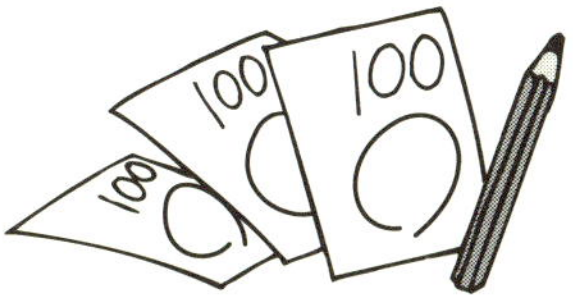


## (2) 学習

生活感覚（見当識）を高めるため、学習者は教材（学習プリント）の一枚目に名前・日付・開始時間を書きます。

⇩

「読み書き教材」、「計算教材」、「すうじ盤」をそれぞれ五分程度学習します。当日の体調や状態によって、無理がないように量を調整します。

⇩

学習者は、終了時刻を記入します。

## (3) 採点と記録

教材の表・裏ともに大きな丸をていねいにつけ、表には「100」を大きく書きます。まちがいがあっても×はつけず、見直してもらってから丸をつけます。教材はすべて一〇〇点です。一〇〇点以外の点数は書きません。

⇩

学習結果を記録します。この記録は学習状態が適切であるかの点検や、今後の進め方を調整するための資料となります。

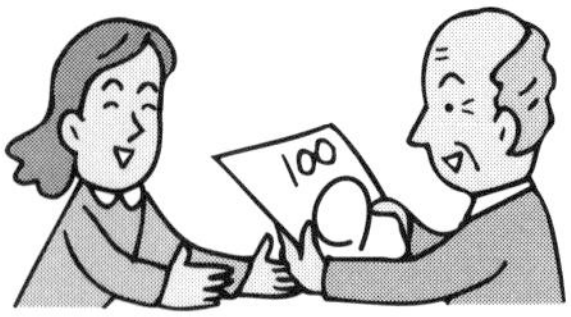


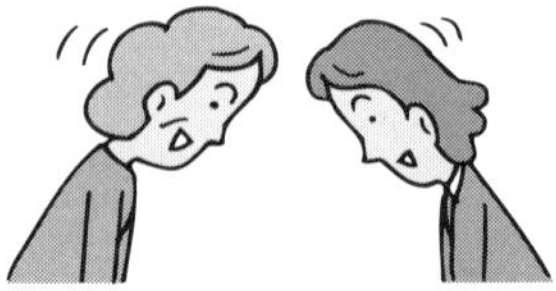

### (4) 即時フィードバックとコミュニケーション

即時にフィードバックし、すべて一〇〇点であったことを認め、ほめます。そして学習後に、教材の題材などを使って楽しくコミュニケーションを取ります。この即時フィードバックとコミュニケーションが、学習療法の効果をさらに高めます。

### (5) 終わりのあいさつ

「お疲れさまでした」というねぎらいの言葉をかけ、学習者からは学習の感想を聞き、コミュニケーションを深めます。

⇦「また、明日もお待ちしています」と声かけをして、次回も意欲を持って学習してもらうよう、期待の気持ちを伝えます。

## ■環境づくり

学習療法の六つの原則の一つにもあげたように、学習療法では毎日・短時間集中・継続学習することが大切です。そのためには、教材や支援者とともに、環境づくりが重要な要素になります。以下、環境づくりのポイントについて具体的に説明します。

## ①学習時間帯

下の表は、学習療法スタッフ二名で二〇名の学習者をサポートする例を示しています。この例では、午後二時から午後四時半の時間帯としましたが、それぞれの施設で都合のよい時間帯を設定してください。

ただし、学習時間帯が日によって変わるようでは、学習者にとって日々の習慣となりにくく、また、生活のリズムも生まれてきません。できるだけ毎回、同じ時間帯に学習できるようにします。その際、学習療法と他の介護メニューの時間が重ならないよう、学習療法の時間帯についてケアスタッフと学習療法スタッフとで情報を共有しておきましょう。

| 時間 | 学習者 |
|---|---|
| 2：00～2：30 | 4名学習 |
| 2：30～3：00 | 4名学習 |
| 3：00～3：30 | 4名学習 |
| 3：30～4：00 | 4名学習 |
| 4：00～4：30 | 4名学習 |

学習者は基本的に2名一組みで学習します。2名の学習者につき1名の支援者という体制で、20名が学習できます。

## ②場所

学習する場所は、学習者が集まりやすく、落ち着いて学習できるところを選ぶようにします。学習療法専用の学習室を設ける場合もあれば、オープンスペースの一角を衝立《ついたて》で間仕切りし、学習療法コーナーとする場合もあります。

学習する場所が居室や団欒《だんらん》コーナーから遠いと、学習者の誘導に時間がかかり、また学習者への負担も大きくなります。逆に、テレビや談笑の声が大きいと、周りのことが気になり、学習に集中できないこともあります。

### ③照明

暗くないよう、学習に必要な明るさを確保します。600～800ルクスの照度が標準です。学習スペースに、明るいところと暗いところの差がないよう、全体がほぼ均等の明るさになるようにします。

また、白内障や緑内障の方は明るすぎるとかえって見えにくくなるので、直射日光が差し込まないように配慮し、外の光がまぶしいときにはカーテンで遮光するようにします。

蛍光灯の色は昼白色とし、青白い色のものは避けるようにします。

### ④備品

学習に必要なものは、テーブル、椅子、鉛筆、消しゴム、採点用のペン、時計、カレンダーです。学習の補助用具として、老眼鏡（＋2.5～3.5）、文鎮、書見台、クッションなどを用意します。

テーブルは、車椅子でも利用しやすいものを選び、高すぎず、低すぎないよう、高さにも注意します。文具は、小さいものは使いにくいので、手で握りやすい大きさのものを使用します。時計、カレンダーも、大きく見やすいものにします。

補助用具は、学習者の必要に応じて使用します。文鎮は、麻痺がある方などの教材固定用です。書見台は、教材を立てることで見やすく

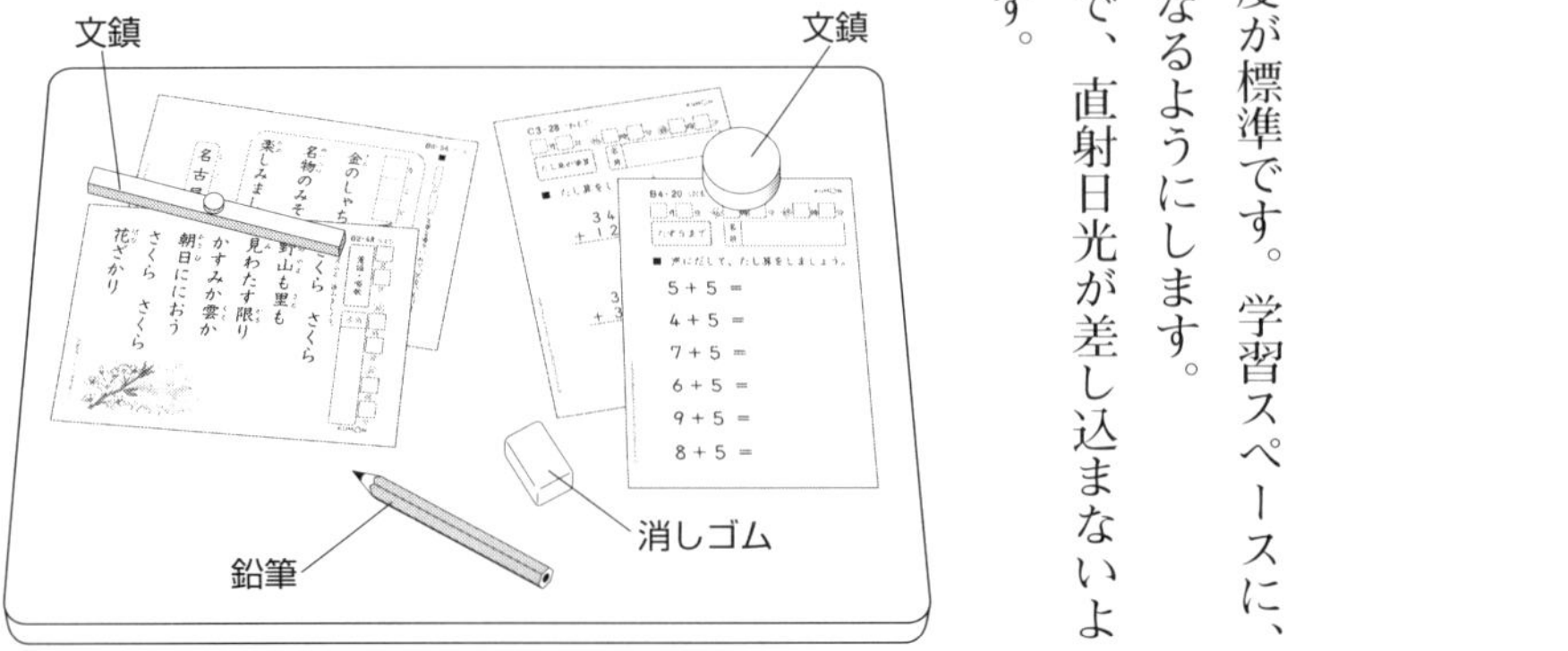

するものです。視点が定まりにくい方や、視野が狭い方などに使うと効果的です。クッションは、車椅子に乗っているときの姿勢を保持するために使います。

支援者は、一人ひとりの学習者にどんな補助が必要かをよく観察し、適切に支援します。高齢者は、「学習させていただいてありがたい」という気持ちからか、文字がよく見えなかったり、支援者の声がよく聞こえなかったりしても、自分から「見えない」「聞こえない」と言い出せないことがあるのです。

## ■学習療法を円滑におこなう五つのコツ

### ①学習の目的をはっきり伝え、共有する

学習療法の目的は、学力を高めることではなく、「読み書き」や、やさしい「計算」を学習することで前頭前野を活性化させ、認知症を予防・改善することです。この目的を、本人や家族、支援者がしっかり共有することが大切です。

学習を始めるにあたっては、「頭の体操ですよ」とか、「頭も身体と同じように、毎日の体操が必要ですね」と説明すると、学習者は目的意識を持って意欲的に参加されます。また、やさしい計算や読み書きをしているときに脳が活性化している画像を見ていただくと、プライドの高い方も納得されます。

加えて支援者の学習者への思いを、学習者本人や家族にも伝え、共有することが大切です。「学習療法によって、どうなって欲しいのか」という思いです。思いがなければ、どんなほめ言葉であってもおざなりになってしまいます。また、学習療法によってめざす姿を伝え、共有することで、ケア全体における学習療法の位置づけが明確となり、目的もはっきりしてきます。

## ②高齢者の特性、心身の状態を把握する

適切な学習支援を実現するには、高齢者ならではの特性や状態を知っておく必要があります。高齢者一般の心身に関する基本知識、そして学習者個人の生育歴や特性、心理状態や身体的制約を把握することが大切です。

学習療法をおこなう場合、課題自体が難しいのではなく、ただ字がよく見えていなかったり、支援者の声がよく聞こえていなかったり、ということがあります。学習者にストレスなく、楽しく学習してもらうためにも、支援者は学習者の心身の状態や生活履歴をきちんと把握しておき、学習時はそれに配慮することが大切です。

## ③学習者の日々の状態を把握する

ケアスタッフと連携しながら、学習者の日々の健康状態や精神状態を把握し、学習レベルや学習量を調整するなど、少しでも負担なく学習できるように配慮します。高齢者は、日によっても心身の状態変動が大きいので、昨日までは順調だったからといって、今日も学習が順調に進むとは限らないのです。日々の状態把握が欠かせません。

## ④高齢者の自尊心を尊重する

学習意欲を高め、持続するためには、認め、ほめることで高齢者の自信を回復し、高めることが大切です。高齢者の気持ちに配慮した対応、声かけを心がけます。

高齢者は、私たちの人生の先輩です。いまは人の助けが必要な状態であっても、どの方も長い人生の

歴史とプライドを持っています。敬意を持って、学習を支援することが大切です。支援者が学習者を尊重すること、〝できた〟という自信によって、学習者は日々の無力感や喪失感から身を起こし、生きる意欲を高めていきます。そして、学習療法自体や日々の生活にも、より活力が出てきます。

## ⑤明るく、楽しい学習場面をつくる

学習の場が明るく、楽しく、ともに喜び合える場であることが大切です。そうなれば、学習者にとっても支援者にとっても、学習が待ち遠しくなります。学習の場が笑顔であふれる場となるよう、一人ひとりへの声かけや、できたことをともに喜ぶ気持ちが大切です。

学習療法でもっとも大切な環境は、学習者と向き合う支援者そのものです。いくらすばらしい場所や道具、教材を用意しても、向き合う支援者の対応がおざなりであれば台無しです。支援者の表情や学習に対する気持ちによって、学習の場の雰囲気や、学習者の気持ちは大きく変わります。支援者の明るい笑顔、学習者に元気になって欲しいという願い、学習成果や学習者の喜びを心から共有することなどが、学習をさらに活気あるものにしていきます。支援者は、場を楽しむコミュニケーションの〝達人〟をめざしたいものです。

# 学習療法がうまくいかない例

―その1―

## 教材が難しすぎる

学習療法では、高齢者の方がすらすらと解ける教材を使う必要があります。できない教材を渡して、解けないことを指摘したり、叱咤激励したりすることは、学習療法では厳禁です。「音読や計算が認知症に効果があるらしい」とテレビや本で知った方が、家庭や高齢者施設で認知症の方に、市販の小・中学生用のドリルや大人向けのドリルなどを使っている、という例が少なからずあります。

『脳を鍛える大人のドリル』（くもん出版）を含め、市販の大人用のドリルは、絶対に認知症のケアには使用しないでください。明らかに難しすぎるからです。これらのドリルは、「最近、物忘れがあるな」などと自覚されている〝健康な大人〟のための脳のトレーニング用ドリルです。認知症高齢者の方には、認知症のレベルに合わせた学習課題を渡すようにしてください。

―その2―

## 学習の結果を認めていない、ほめていない

せっかく、読み書き・計算の学習をしても、そのまま放っておいたのでは脳の活性効果が半減してしまいます。また高齢者のやる気も、すぐになくなってしまいます。やりっぱなし、やらせっぱなしは厳禁です。

学習療法では、必ずできる教材で脳のトレーニングをおこなうので、結果は必ず一〇〇点満点です。一〇〇点が取れたことをお互いに喜び、ほめ、そして認めることが学習療法には欠かせません。学習の様子を支援者が見守り、できた瞬間に「できましたね！」という声かけと、大きな丸をつけることを忘れないでください。

―その3―

## 訓練になっている

認知症の方に学習療法を開始するときは、高齢者に楽しく取り組んでいただくためのいくつかの工夫が必要です。学習が定着してくれれば、自発的に学習を開始されるようになります。学習療法は日々の生活の中で楽しんでおこなうものなので、絶対に「やらせる訓練」になってはいけません。

読み書き・計算の「学習」ということで、ややもすると子どもに教えるときと同じ気持ちになり、励ましながら高い段階をめざしたくなりがちです。でも、学習療法が学力をつけるための訓練になってはいけません。

また、体調がすぐれないときや、どうしてもやりたくないと言われるときには休んでいただくことも必要です。

# 3．教材と、教材の個人別設定

## 認知症高齢者への検証から生まれた教材

音読ややさしい計算で脳を鍛えるためには、具体的にどのような教材を用意すればよいのでしょうか。私たちが研究の過程で多くの時間と人員を費やしたのが、この教材開発でした。どのような教材が適切なのかは、実際に認知症高齢者が学習する現場の中で検証するしかありません。

二〇〇一年の実験開始時には、「公文式の教室」で使用されている子ども向けの教材を使用しました。公文式教材のサイズはＡ５判（15㎝×21㎝）です。それでは高齢者にとっては文字が小さいため、すぐに倍のＡ４サイズに拡大しました。ところが、サイズ変更だけでは対応できない、根本的な壁に突き当たりました。それは教材の内容そのものにあったのです。

子ども向けの公文式教材は学力の向上を第一の目的とし、身につけさせたい学習課題を適切にプログラム化して、徐々にステップアップしていく構成になっています。そのため、新しい知識習得や学力の確認の内容が、教材の随所に織り込まれています。また、扱う題材も子ども向けです。そのため、高齢者には必ずしも楽しい内容ではなかったのです。

学習療法は、読み書き・計算の教材を使って、前頭前野機能を活性化することが目的であって、学力の向上や新しい知識の習得をめざしてはいません。学習療法の教材にも難易度はつけてありますが、あくまでもそれぞれの学習者の認知症の程度に対応するためのものです。

ここでは、研究開発の中で検証してきた教材の特色や、学習者にとっての「ちょうど」についてご紹介します。

## ■学習療法で使用する教材の特色

学習療法を実りあるものとするためには、これまで述べてきた学習の原理や支援の方法を、具体的に実現できる学習プログラムが必要です。

「くもん学習療法」を導入されている施設で使われる教材（学習プリント）は、脳科学理論に基づく実践研究の成果と、公文式の長年の教材づくりの経験から生まれたものです。教材には、以下の特色があります。

### ①読み書きと計算に絞った教材

くもん学習療法の教材は、簡単な計算や音読が前頭前野を活性化するという科学的根拠に基づき、読み書きと計算に絞った内容になっています。また、光トポグラフィーやｆＭＲＩなどの最新科学機器による計測で、前頭前野の活性化が検証されています。

### ②個々の能力に合わせた、楽しく学習できる教材

認知症の症状が一人ひとりちがうように、楽しく学習できる内容もちがいます。一人ひとりに合ったちょうどの教材を選べるように、様ざまなバリエーションを用意しました。それによって、たくさんの教材の中から、だれにもすらすらと楽しく学習できるレベルの教材を選ぶことが可能になります。

### ③自力学習が可能になる教材

解説が必要な設問や、一枚の学習プリントの中に複数の課題があったりすると、認知症高齢者の方にはとても難しく、戸惑いと混乱を招きます。学習療法の教材は、手順や解答方法について極力説明を必要としない構成にしています。また、可能な限り高齢者が自ら取り組み、自力で解答できるように、学習課題や解答が単純明快な内容になっています。

### ④高齢者が楽しく継続学習できる専用教材

学習療法の効果をより高めるためには、一定の継続が欠かせません。高齢者にとって、学習する教材のレベルが負担にならず、なおかつ楽しいものであれば、毎日の学習そのものが楽しみになり、継続していくことができます。

そこで、とくに読み書き教材には、高齢者が興味や関心のある題材を豊富に取り入れています。たとえば、過去の生活体験をありありと思い起こすような文章を読むことで、支援者とのコミュニケーションが生まれるような内容です。

イラストについては、子どもには人気のあるキャラクター化された図柄は高齢者には不明瞭で、不評なことがわかりました。ですから、実物に近い写実的なイラストを採用しています。

### ⑤視力に配慮した教材

高齢者が学習するうえで、いちばん問題になるのが視力です。プリントは視野にちょうど入るＡ４サイズで、文字の大きさは12㎜四方（36ポイント）以上であればほとんどの人が読めるでしょう。

光沢のある紙や真っ白な紙、あるいは裏写りする紙では、文字が高齢者には見えにくいこともわかっています。ですから、用紙やインクの色にも配慮しています。

## ■教材のラインナップ

重めの認知症の方から比較的軽い認知症の方まで対応できるように、「読み書き」と「計算」を、それぞれ一八ステップ、各一〇〇枚構成で合計一、八〇〇枚の教材ラインナップとしています。

もっともやさしい「A1」教材は、数字が5から10程度までは読める、文字はひらがながなんとか読める程度の方であれば学習できます。

| 認知症のレベル | 教材番号 | 読み書き教材の構成 | 計算教材の構成 |
|---|---|---|---|
| 重めの認知症 | A1 | ひらがなことば | 数かぞえ |
| | A2 | 漢字ことば | 数字の読み |
| | A3 | 二語文 | 数字の書き |
| | A4 | ことわざ | たす1（たして10まで） |
| | A5 | 三語文 | たす3（たして10まで） |
| | A6 | 問いかけ文・会話文 | たす5（たして10まで） |
| 中程度の認知症 | B1 | 俳句・短歌 | たす1～たす3（10を超える） |
| | B2 | 童謡・唱歌 | たす4まで（10を超える） |
| | B3 | 季節の情景文 | たす5まで（10を超える） |
| | B4 | 一年の日記文 | たす7まで（10を超える） |
| | B5 | 全国の紀行文 | たす9まで（10を超える） |
| | B6 | 説明文・知識文 | たす10まで（10を超える） |
| 軽度の認知症 | C1 | 昔話（100字まで） | くりさがりのないひき算 |
| | C2 | 児童文学（120字まで） | くりさがりのあるひき算 |
| | C3 | 児童文学（130字まで） | たし算の筆算 |
| | C4 | 児童文学（130字まで） | ひき算の筆算 |
| | C5 | 児童文学（140字まで） | かけ算・九九 |
| | C6 | 児童文学（140字まで） | かけ算の筆算 |

（2007年3月現在）

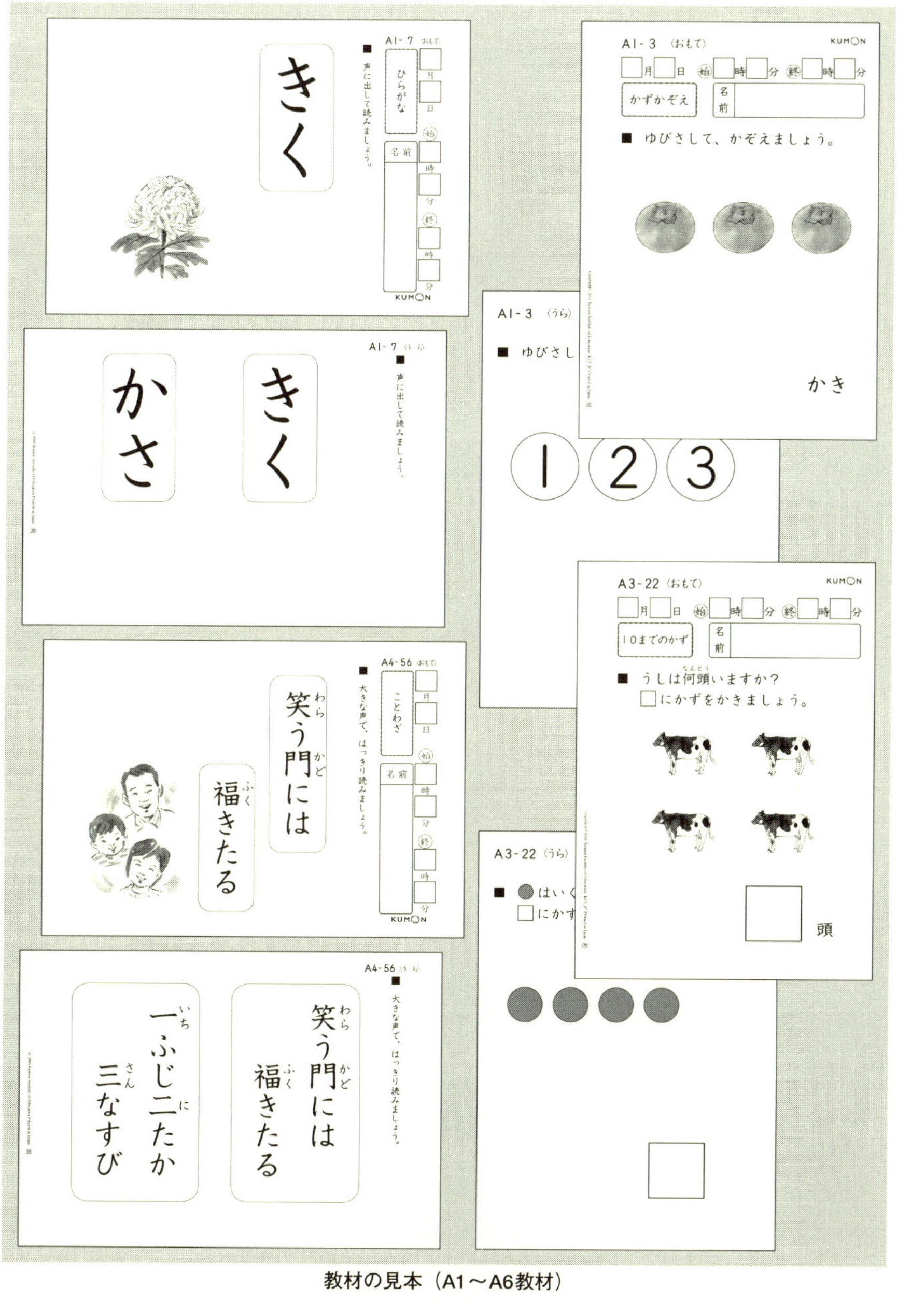


教材の見本（A1～A6教材）

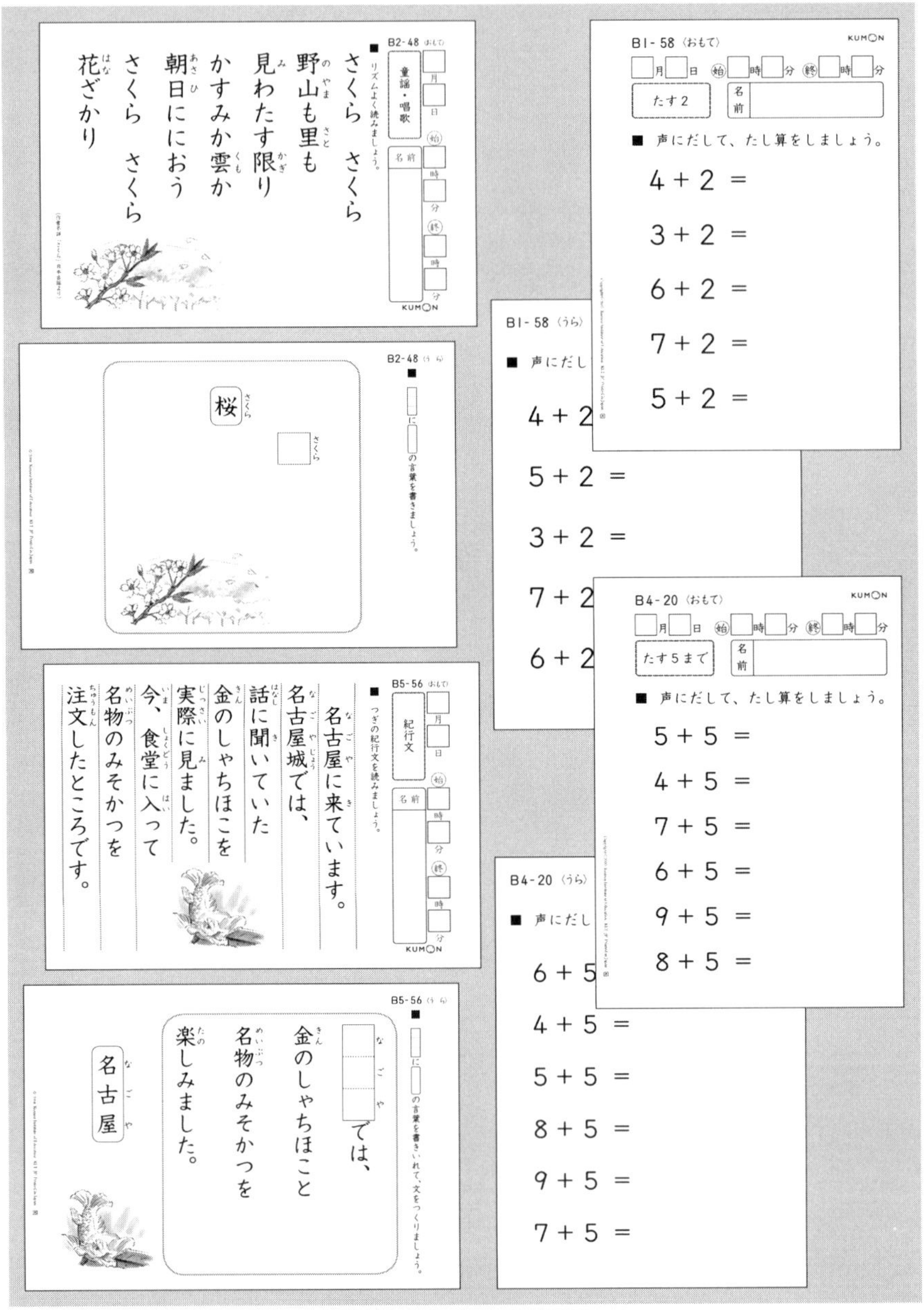


**教材の見本（B1～B6教材）**

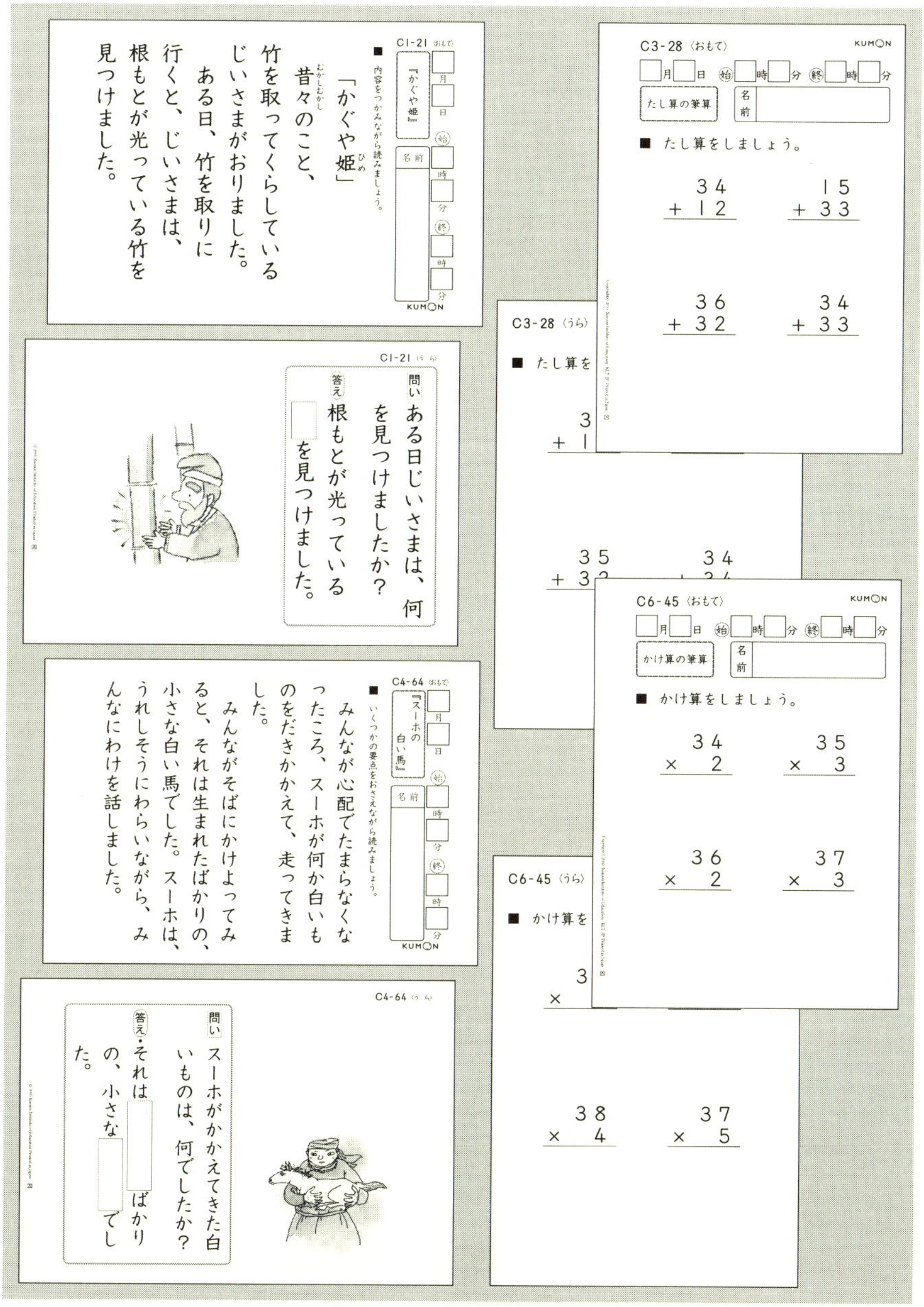


教材の見本（C1～C6教材）

## ■一人ひとりに合わせた教材の提供

学習療法を始めるにあたっては、高齢者の方が楽しく学習できる教材のレベルを正しく見定めなければなりません。そのためには、現在の認知症の状態と学力を把握する必要があります。

認知症高齢者の能力には、症状によって大きなちがいがあります。学習を楽しく、かつ継続していくためには、学習そのものが負担にならないよう、らくに取り組める教材からスタートすることと、毎日学習しても飽きがこない「ちょうどの教材」をつねに用意することが必要です。

くもん学習療法では、一人ひとりの教材を用意するにあたって、どのレベルの教材から学習を開始すればいいのかの「出発点」と、その後もスムーズに学習していくためにどのレベルの内容までを用意するかという「到達点」の、二つの視点で見ます。

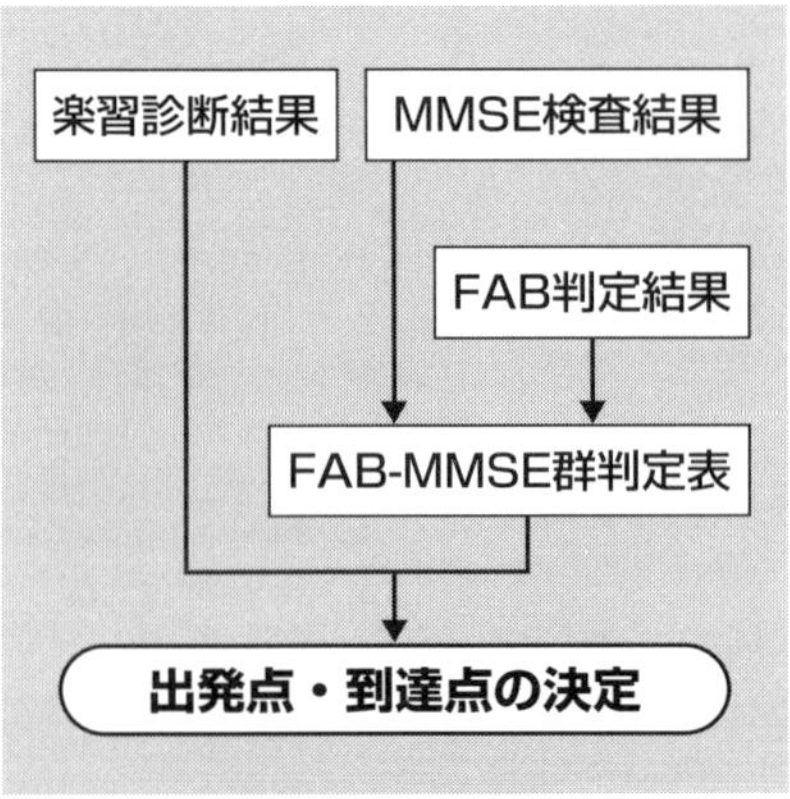


学習教材の決定手順

### ①FABとMMSEで認知症の程度を把握する

まず、学習される方の認知症の程度を把握する必要があります。そこで、学習する予定の方を対象に、ＦＡＢ（前頭葉機能検査）とＭＭＳＥ（全般的認知機能検査）を実施し、この二つの検査の得点をもとに、独自に開発した『ＦＡＢ‐ＭＭＳＥ群判定表』でⅠ群～Ⅴ群の五つの群に分けます。

この判定表にある五つの「群」は、私たちが支援の方法や教材開発の共同研究をしている、全国の高齢者介護施設での調査などから導き出したものです。判定表では、「群」における認知症の程度を次のように把握しています。

Ⅰ群：健常
Ⅱ群：軽度認知障害（ＭＣＩ：Mild Cognitive Impairment）
Ⅲ群：軽めの認知症
Ⅳ群：やや重めの認知症
Ⅴ群：重めの認知症

「群」を判定することで、一人ひとりについて「出発点」教材と、「到達点」教材のおおよその見通しを立てます。

このようにＦＡＢ、ＭＭＳＥの検査から、学習する教材範囲を個人別に決定するのには理由があります。それは福岡や仙台の共同研究施設において、学習療法を最初に実施した学習者を観察する中で、ＦＡＢやＭＭＳＥの得点と本人がスムーズに学習できる教材レベルとの間に、相関関係があることを発見したからです。

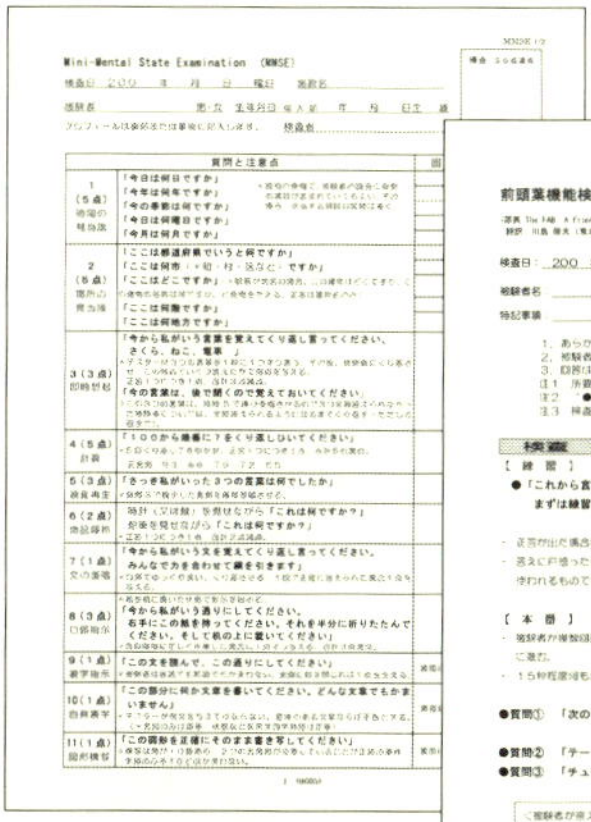

MMSE検査用紙

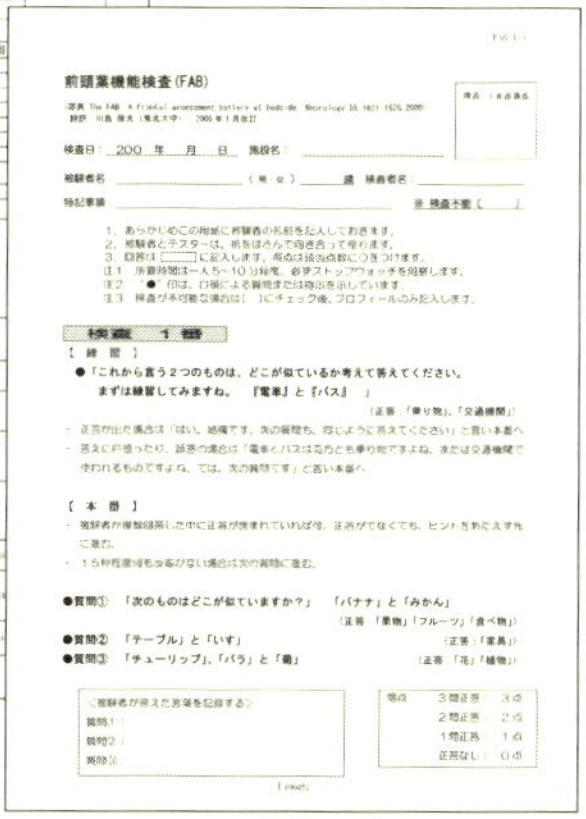

FAB検査用紙

## ②『楽習《がくしゅう》診断票』で読み書き・計算の能力を把握する

研究当初は、『ＦＡＢ‐ＭＭＳＥ群判定表』をもとに学習教材を決めていましたが、もっと細かく把握する必要が出てきました。というのは、研究を進めるにつれて、同じ「群」と判定されても認知症の症状や身体上の状況によっては、教材が進むことで学習が難しくなり、時間がかかるようになって、それが学習の負担となる方も散見されるようになったからです。

そこで、より適切な、学習者の「ちょうどの教材」を見きわめる精度を高めるために、読み書き・計算の学力を把握する診断テストを開発しました。この診断テストは、これから楽しく学習していただけるように、現在の学力を把握するためのものなので、『楽習《がくしゅう》診断票』と名づけています。

学習療法の教材は低いグレードから高いグレードまで一八ステップですから、『楽習診断票』にある問題は、それぞれのグレードから問題を抽出してあります。問題を順に解答していただき、集中して、鉛筆がすらすらと動いている問題のレベルが、学習者にとっての「ちょうどの教材」です。解答するのに時間がかかったり、難しくて注意が散漫になったり、というような問題が出てくるようだと、その教材のレベル以降はその学習者には不適切である、と考えられます。

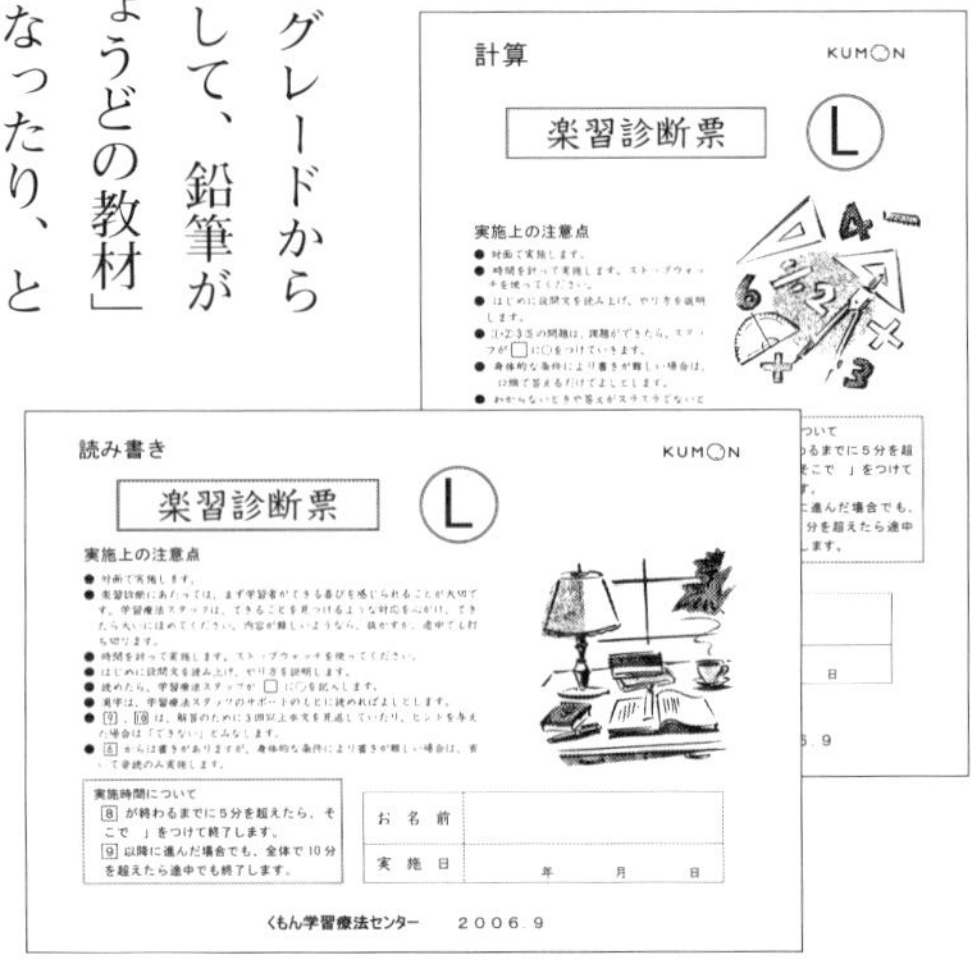

楽習診断票

### ③群判定と『楽習診断票』から学習教材を決定する

その後の研究においては、この『楽習診断票』を活用することで、それまで以上に一人ひとりの「ちょうどの教材」を選定することができ、よりスムーズに〝楽習〟が実現できるようになりました。

現在では、『FAB-MMSE群判定表』と『楽習診断票』の二つの評価スケールを活用することで、「出発点」教材と「到達点」教材の見きわめが容易になり、適切な学習範囲を決められるようになっています。

## 磁石すうじ盤の効用

「磁石すうじ盤」は、数字が1から順に印刷されている盤の上に、数字が書かれている磁石入りの駒を、手に取ったものから順に同じ数字のところに置いていくだけの単純なゲームのようなものです。

何秒ですべて置けたかの時間を計るのですが、子どもや大人、認知症の重い方まで、ほとんどの方が夢中になってしまうほどの人気があります。読み書き・計算の教材学習とともに、必須の学習にしています。

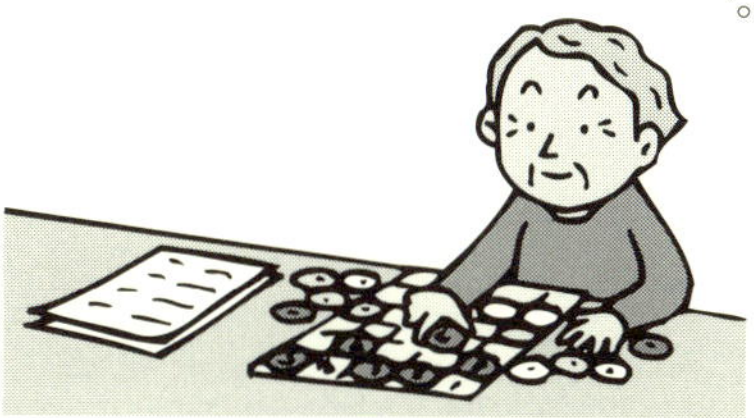

### 1．すうじ盤の種類

すうじ盤にはいくつまでの数字を並べるのかによって、「30」「50」「100」の三種類があり、数の感覚や作業力によって、どれを使うか選択します。

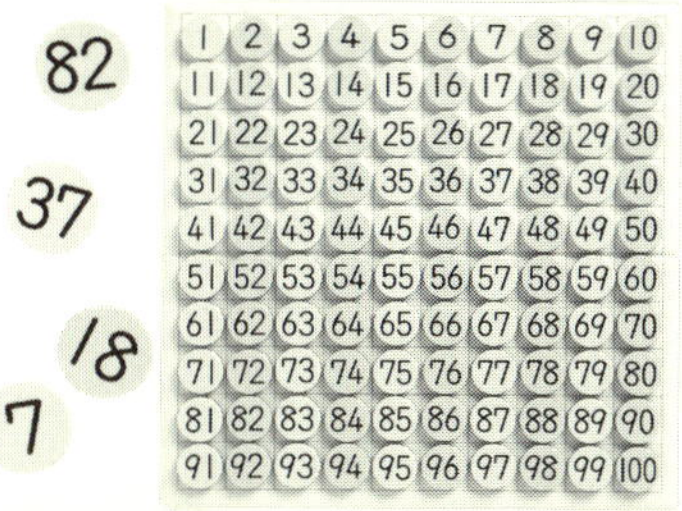


### 2．すうじ盤のねらいと効果

**①前頭前野を活性化する**

光トポグラフィーによる脳画像の計測で、すうじ盤をおこなっているときの効果が確認されています。

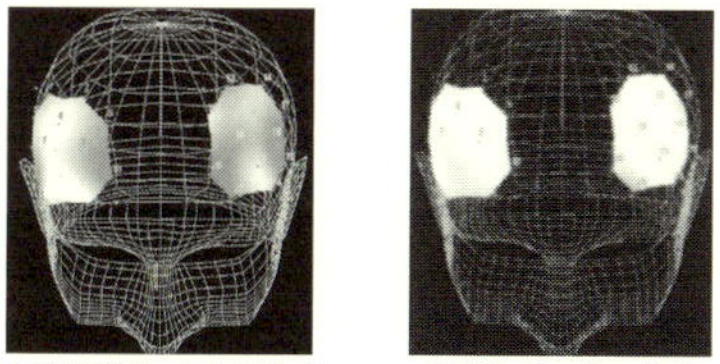

すうじ盤をやっているとき　　何もしていないとき

**②手先の運動になる**

駒を「取る」、「握る」、「置く」という動作を繰り返すことで、手先の運動になります。

**③眼球運動になる**

駒の数字に対応する盤の数字を見つけることで、目を動かす運動にもなります。

**④集中力・作業力が高まる**

らくにできることを繰り返すことによって、手際がよくなり、集中力や作業力が高まります。

**⑤数唱には音読と同様の効果がある**

並べた駒の数字を読み上げる（数唱する）ことも、文章の音読と同様に前頭前野を活性化させます。

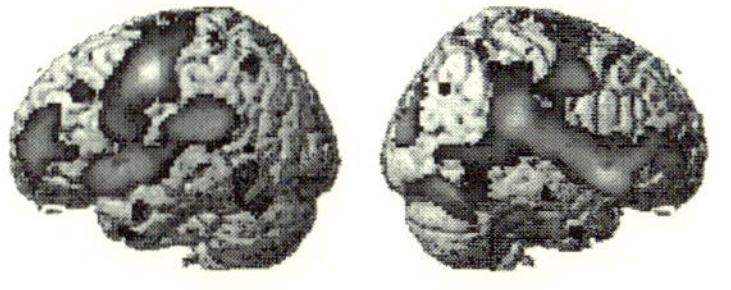

数唱しているときの脳

# 4. 学習療法の施設導入を成功させるためのポイント

## 施設スタッフの変化・成長にもつながる学習療法

二〇〇一年九月に、福岡県大川市の社会福祉法人「道海永寿会」で認知症高齢者に対する学習が始まり、「永寿会」スタッフの、総力をあげての取り組みは、学習者である認知症高齢者に様ざまな変化をもたらしました。

ところが学習療法の効果はそれにとどまらず、研究当初はまったく考えていなかった、ある重要な変化と効果が付随的に生まれてきたのです。それは、学習療法に携わるスタッフの変化と成長でした。その変化は、学習療法の場面だけでなく、日常のケアの質の向上にまで波及していきました。学習療法は、導入施設のスタッフが成長する起因ともなっていたのです。

学習療法スタッフは、支援者として高齢者と向き合う中で、高齢者の残存能力や可能性、教材と向き合う集中力、日々挑戦するひたむきさ、継続して努力する姿などに直面します。このとき学習療法スタッフには、衝撃と同時に感動が生まれます。これらの体験を通して、高齢者への自分の認識を新たにするのです。

ここでは、学習療法を施設で導入し、より高い効果を上げるための運営のポイントを紹介します。これらは学習療法を導入された多くの施設に共通する、成功のエッセンスです。

## ①学習療法の目的（価値観）を全スタッフで共有する

施設内で学習療法を導入しようとする場合、まずやるべきことは、施設で学習療法の目的を共有することです。そのためには、全スタッフを対象にした学習療法についての説明会、あるいは勉強会の実施が欠かせません。導入する目的や、学習療法の基礎知識、明らかになっている効果や研究成果、他施設での取り組みの事例などを、全員で共有するようにしましょう。

何か新しいことを始める場合には、時間や人員が必要になるなど、様ざまな課題が発生します。また、特定のスタッフに負荷がかかる場合もあります。施設全体の意思統一を図るという意味でも、最初の段階で、何のために、何をしようとしているのかのコンセンサスをじゅうぶんに取っておく必要があります。

学習療法を導入するきっかけは施設責任者によるトップダウンもあれば、現場のスタッフからわき起こるボトムアップのケースもあるでしょう。どのケースでも、施設責任者を含めた全スタッフで目的を共有することが何よりも大切です。

## ②できるだけ多くのスタッフが学習療法を担当する

学習療法チームをつくり、リハビリスタッフ、介護・看護スタッフ、事務系スタッフなど、できるだけ多くの施設スタッフが学習療法スタッフとなり、学習療法に参加できるようにしましょう。一人の学習者を多くの〝目〟で観察することによって、学習者の細かい変化をとらえることができます。

学習療法スタッフにとっても、学習者の変化を目の当たりにすることで、小さな変化に気づく感性や洞察力が養われ、学習以外の場面でも学習者や学習していないほかの利用者の立場に立った見方・考え方ができるようになります。さらに、同じ職場のスタッフがお互いに協力し合いながら学習療法を担当することで、横のつながりも太くなり、業務の合理化にもつながります。つまり組織の垣根が低くなり、互いの業務に対する理解や協力体制が構築され、結果としてケアの質が高まるのです。

### ③学習とケアの連携を取る

高齢者の学習成果を日常生活に活かすために、学習療法スタッフとケアスタッフは連携して、つねにアンテナを張っておく必要があります。学習療法は、脳の活性化がもちろん第一の目標です。しかし、脳の活性化が実際の日常生活でどのような効果をもたらすかについては、ケアスタッフが黙って見ているだけでは何も発見できないでしょう。ケアスタッフ自らが、意図的に学習成果を学習者の日常生活に活かせるような機会をつくることが求められます。そのような個別の日常生活のプログラムを組み立てることで、ケアプラン（介護計画）の効果が効率よく生まれてくるのです。ケアプランや介護サービス計画書にも学習療法について明記し、ケアとの連動を図るようにしましょう。

そのためにも、学習療法の本来の目的である前頭前野機能の維持・改善が、具体的にどのような生活場面であらわれてくるかを意識しておく必要があります。そのための視点として、川島隆太教授が注目している前頭前野の九つの働き（①思考する、②行動を抑制する、③コミュニケーション〔対話〕をする、④意思決定をする、⑤情動〔感情〕を制御する、⑥記憶をコントロールする、⑦意識・注意を集中する、⑧注意を分散する、⑨やる気を出す）を共有することで、施設内のスタッフ全員が学習療法の効果をとらえやすくなります。

つまり、前頭前野の一つひとつの働きが日常生活の中でどのようなあらわれ方をするのか、という観点を養っていくことが大切です。これは、学習者の変化を見る視点を共有することにもなります。

日常生活の中では、たとえば、次のような変化となってあらわれます。
・笑顔や発語が出てくる（コミュニケーション・感情や行動の制御）
・朝のあいさつ、就寝前のあいさつを自分からする（コミュニケーション）
・楽しくおしゃべりしながら食事をする（コミュニケーション・注意の分散）
・食事のときなど困っている人の世話をする（意欲・コミュニケーション）
・食後の歯磨きが手順通りにできる（思考・記憶）
・レクリエーションなどに自分から意欲的に参加する（意欲）
・他の利用者と笑顔で楽しく話をする（コミュニケーション）
・過去の話をする際、つじつまの合う話ができる（記憶）
・何がしたいか意思表示をする（コミュニケーション・意思決定）
・すぐにかっとなったり騒いだりしないで、「待つ」ことができる（情動や行動の抑制）
・入浴の際に衣類の着脱を自らしようとする（自発的な行動）
・時間になると学習室に自分からやってくる（学習・意欲・自発性）
・自分でベッドから起きたり、歩き始めたりする（意欲）

見ようという目で観察すると、様ざまな変化が見つけられるはずです。

## ④定期的に振り返り会（情報交換会）をおこなう

一人ひとりの学習者について、学習の進め方を定期的に点検することが大切です。また学習者の、学習中および日常生活における変化・改善について情報共有することは、学習療法を正しく実施し、また学習療法の効果を日常のケアに活かしていくためには欠かせません。

毎月一回は、学習療法スタッフをはじめ、施設長・責任者や、学習者のケアに関係する職種の方にも参加してもらうようにしましょう。施設内の定例打合せの中に学習療法についての時間を設けることで、継続的に、そして安定して情報交換会が実施できます。そのような体制を、ぜひともつくり上げてください。

## 家庭でも「学習療法」ができます

学習療法は、高齢者介護施設を中心に広まっていますが、在宅の方が「くもん学習療法」を個人で実施する方法があります。家族の方などが支援者となって、高齢者の学習をおこなうもので、「在宅学習療法」といいます。

はじめに、くもん学習療法センターから送られる簡単な検査をし、高齢者の認知症の状態を確認するアンケートに家族が答えて返送します。間もなく、一人ひとりに適した教材（三か月分）が送られてきます。

週に五日間、一日二〇～三〇分程度、教材を使って高齢者と支援者が楽しくコミュニケーションを取りながら、読み書き・計算の学習をします。学習支援の具体的な方法は本書で説明した通りですが、学習療法の進め方をわかりやすく解説したビデオがついていますので、安心して学習を始めることができます。

また、学習開始後には、適時、くもん学習療法センターの専門スタッフから学習の様子を確認する電話があり、疑問点を質問したり相談したりすることができます。

くわしくは、巻末に掲載したくもん学習療法センターのホームページをご覧ください。電話でのお問合せや資料請求も可能です。

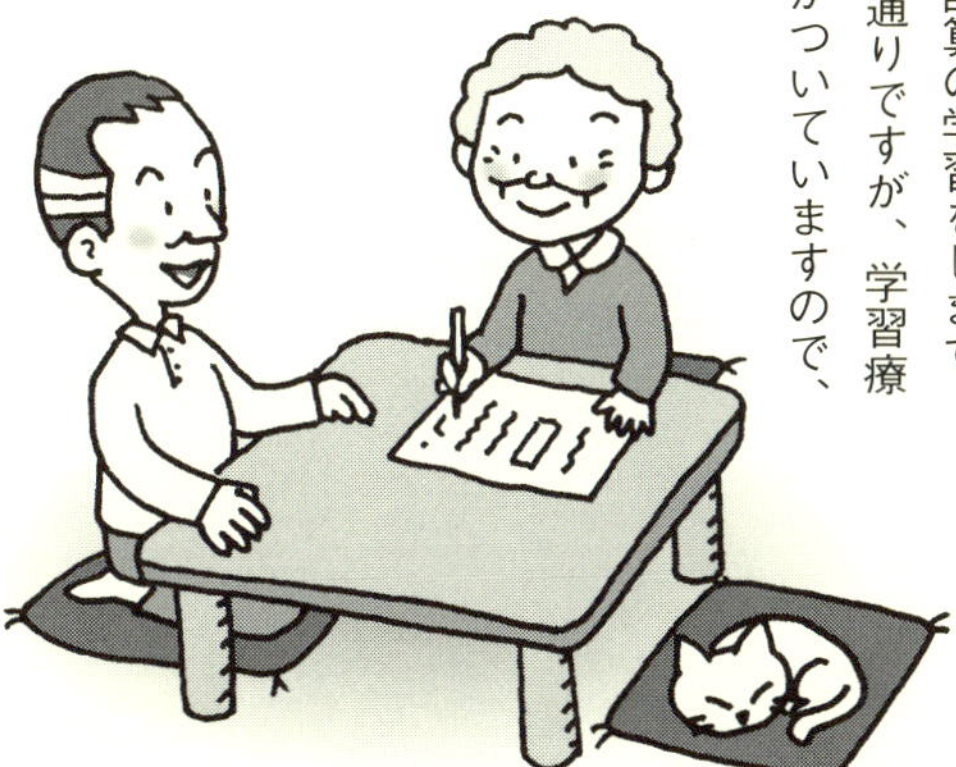

# 第3章 学習療法と歩んだ五年間

社会福祉法人「道海永寿会」　特別養護老人ホーム「永寿園」　園長
学習療法研究会　理事
山崎　律美

# 1. 介護の常識を変えた学習療法

## ■高齢者介護の「概念崩し」

思い起こせば私は、特別養護老人ホーム「永寿園」で働く前の二〇年間を、障害児、障害者、生活保護受給者と関わって仕事をしてきました。共通したキーワードは、自立、成長、復帰、リハビリなど、すべてが前向きな概念でした。したがって働く側にも「対象者の目標実現のために努力しよう」という目標が設定できるので、それを働きがい、やりがいと感じ、がんばる力がわいてくるものでした。

その後永寿園で働くようになり、高齢者介護の厳しい現実を見た思いがしました。毎日、毎日の、三大介助といわれるルーティンワーク（おむつ交換、入浴介助、食事介助）の繰り返しの中で、がんばってもがんばっても、機能回復どころか、現状維持が精一杯。ちょっとでも手を抜こうものなら、加速度的な機能低下が待ち受けている。「残存機能を活かせ」と言われても、どのような残存機能があるのか、どのようにして残存機能を引き出すのか、その答えが書かれた教科書は見つかりませんでした。

介護の世界でもＱＯＬ（Quality of Life：生活の質）という言葉が使われるようになってひさしくなります。施設介護の中で入居者が生き生きと過ごせるためのプログラムの提供、ということになりましょうか。そして、ＱＯＬを高めるという名目で、レクリエーションや余暇活動なども流行に合わせて、様々なグッズが出まわりました。「〇〇をやると、どうも効果があるらしい」という声が広まると、それが「〇〇療法」と名づけられ、広がっては消えていく。そういうものに私自身が振り回されてきた気もします。試行錯誤の中で、私自身が採用したレクリエーションメニューもたくさんあります。しかしどれ一つ取ってみても、その場限りの単発的なものであり、ほとんどが個人個人の多様な好みに応えられるようなものではありませんでした。それをやって何か成果が得られたのかと問われれば、確かに瞬間的には高齢者の笑顔は見られた、でもそれだけで終わってしまった、としか言えませんでした。

学習療法は、いままで私たちが試みたものとは明らかにちがっていました。最大のちがいは、学習療法が残存機能を引き出す方法と残存機能を鍛える方法を持っていること。そして、それらがシステム化されており、結果を数値化できることです。システムがシンプルでわかりやすい、ということも特長です。もう一つのちがいは、学習療法への取り組みが施設全体の介護の質を高め、スタッフそのものを変えるほどの奥深いものを持っているということです。

いまでこそ、認知症の理解や原因究明、対応への取り組みも進みましたが、介護保険制度がスタートした二〇〇〇年当時は、介護現場や医療現場でも手をこまねいている状態だったと記憶しています。

二〇〇一年九月からの五年間、学習療法に取り組んだことで、私たちが従来から持っていた高齢者ケアの考え方、将来的に深刻な問題とされる認知症ケアのあり方、さらには歳を重ねることそのものの意味についても、完全に覆りました。人間は最期の瞬間まで自分自身の可能性を追求できる存在であること、認知症になった人でもそこから戻ってくることができることなど、かつては考えられないことでした。これまで当たり前と思っていた高齢者観が根本から覆るほどの「概念崩し」が起きたのです。これこそが、高齢者ケアや認知症ケアについて、そして歳を重ねることの意味について考える、新たな出発点なのではないかと思いました。私はそれを、高齢者が好きでこの道で働いているスタッフの皆さんに、そしてなによりも施設を管理する立場の人に伝えたいのです。

## 施設サービスと学習療法

超高齢社会といわれるこれからの時代、高齢者の暮らし方のニーズは多様化・細分化していくことが予測されます。すでに五年後、一〇年後を見据えて、そのニーズに応える施設サービスの形がシミュレーションされています。

現在、高齢者が施設に入居する場合の多くは、本人が自ら求めて入居するケースと、本人の意思とは無関係にやむを得ず入居しなければならないケースとに分けられます。前者は自己のライフスタイルとしての自己選択のケースが多く、後者は家庭での生活になんらかのサポートが必要になったケースで、介護保険適用者がほとんどでしょう。学習療法が、介護保険制度でいう要支援・要介護者を対象としていることから、ここでは、介護保険対象者としての入居者に対する学習療法の考え方を示します。

介護保険制度の導入は、施設サービスに対する考え方を大きく変化させました。施設は、措置の時代とは一八〇度反対の「サービス事業所」という立場に立たされ、戸惑ったように思います。

事業者は「サービス」と「契約制度」を、「何もかもしてあげるサービス」、つまり契約だからお客に逃げられないよう、満足してもらうサービスを至れり尽くせり提供することと思い込み、利用者側は「何もかもしてもらえるサービス」がらくなので、それを満足なサービスと思い込んでしまった、と言えるのではないでしょうか。その結果、ホームヘルプサービスが在宅生活者の「自立」に寄与していないと、名指しされた経緯がまだ記憶に新しいところです。「契約」という仕組みの変更によって、「サービス」

の概念が介護保険法の本来の目的である「自立支援」という基本を置き忘れてしまう、という結果になってしまったように思います。私たち施設サービスを提供する事業者は、くるくる変わる目先の介護保険制度に振り回されたり、一喜一憂したりすることなく、高齢者ケアの原点に立ち返って考える必要があるような気がします。

施設のサービス・機能とは、施設生活であっても、その人らしく生き生きと自立した生活ができるようにサポートすること。それはまさしく、残存機能を引き出し、それを活用した生活プログラムの中で、その人らしい生活を送るためのサポートをすることではないでしょうか。そこにこそ学習療法の役割があるのだという考えに、五年間の実践でたどり着きました。

# 2. 学習療法誕生前夜

## 公文式との出会い

二五年前になりましょうか、公文式との出会いは。

子どもの成長に親の関わり方が与える影響の大きさを考えると、夫婦共働きである私には、子どもと過ごす時間の持ち方にちょっとした知恵と工夫が必要でした。その一つとして、楽しく勉強することの習慣づけのため、公文の教室に通わせることにしたのです。

佐賀県の福祉事務所でケースワーカーとして働いていた時期、私は二人の子どもを車に乗せて通勤していました。幼稚園に送迎する片道四〇分の車の中が、子どもとの学習時間でした。「かけざんのうた（九九）」（『かけざん わりざんのうた』くもん出版）のテープを流しながら、楽しく九九を覚えさせ、それをクイズ形式で答えさせる。自然に、耳から楽しく覚えていきました。

もう一つ。仕事を終え、子どもを乗せて帰る道のりの先には、引き続き主婦の仕事と、母親としての仕事を並行してやらなければならない私がいました。そこにも、共働きであるがゆえの工夫がありました。夕飯の準備をしながら、食卓テーブルに座った二人の子どもの真ん中に時計を置いて、公文の教材を黙々と学習する。私は調理しながら片手にペンを持ち、採点して一〇〇点満点になるまで見届ける。わずかな時間ながら、貴重な親子のふれあいのひとときでした。

子どもが通っていた公文式教室の先生から家庭採点（家庭での学習教材を保護者がその場で採点する方法）を勧められ、実行するうちに、公文式教材のスモールステップの真髄にふれた感じがしました。まちがいの気づかせ方、一〇〇点満点で終わらせることによる子どもの自尊心に対する配慮、難しさを感じさせない教材の構成などです。二五年前に体験したこの公文式のシステムのほとんどが、今日の学習療法につながっていると思うと、不思議な「縁」を感じます。

## 知的障害児に対する公文式学習の挑戦

わが子と公文式との関係は間もなく、五〇人の知的障害児との関係へと広がりました。福祉事務所のケースワーカーから、児童指導員として知的障害児の施設、佐賀県立「春日園」に転勤になった私に与えられた仕事は「学習係り」でした。学校で渡される宿題を一人ずつ確認しながら指導し、翌日学校に持たせる係りです。しかし現実は厳しく、学校からの宿題をほとんどの子どもができないのです。ヒントを出しても、答えを教えても理解できません。宿題の持つ意味に疑問を感じた私は、養護学校、特殊学級に通う子どもたちの能力に合った宿題を出してくれるよう学校にお願いしたり、私なりに努力をしたものの、何も解決しませんでした。

そこで思いついたのが、公文式教材の学習でした。年齢や学年に関係なく、子どもの「ちょうどのレベル」の教材が整っていることから、公文式こそまさに知的障害を持った子どもたちのために準備された教材だと思ったのです。思いつきは的中しました。あんなに宿題で手こずっていた子どもたちが、公文式の教材を前に生き生きと鉛筆を走らせる姿がそこにありました。私にすれば、一〇〇点と花丸をつけてほめてやれるものが見つかったのです。子どもたちにすれば、自分たちにも楽しくできる勉強があったのです。そして、先生から花丸をもらい、頭をなでてほめてもらえます。職員と子どもたちの距離は、ぐっと近くなった感じがしました。もっとも、公文式教材を知的障害を持つ子どもたちが嬉々として学習していることに、周囲の人々からは奇異な目で見られていたようですが。

## ■脳に刺激を与えなければ!!

公文式教材で、障害を持つ子どもたちの可能性を一〇年間追い続けた私は、その後、現在の永寿園で高齢者と、そして認知症の高齢者と向き合うことになりました。一九九二年の秋、今から一五年前のことです。

介護の世界に移って、最初に思ったことがあります。「寝たきりにはさせていない」と言いながらも、車椅子に座らされて眠っている高齢者を見たとき、このままでは認知症が進むと直感的に思いました。脳に刺激を与えなければ認知症は進む、と。

何のためらいも疑いもなく、私の頭の中には公文式教材と教具が浮かんでいました。「障害児に公文式をやらせたかと思えば、今度は高齢者か。なぜ？」、「いったいどうやってやるのか」、周りのあきれ顔が思い出されます。

永寿園での公文式教材学習の取り組みは、五～六人という少人数の教材学習からスタートしました。入居者の楽しみの一つとして、学びの目的や学ぶ喜びを知ることのできる方々が対象でした。このときですら、まさか認知症の人に「学習」ができるとは思っていませんでした。というより、絶対にできないと思い込んでいたのです。せめて認知症でない方を、認知症にしないようにという思いだけで、公文の教具（磁石すうじ盤、ジグソーパズル、カード類など）を使用して、脳に刺激を与えるようなことをやっていました。

とはいえ、私のこの思いは〝勘〟以外の何ものでもなく、ましてや科学的根拠も示せないのですから、スタッフからすれば半信半疑です。上司から「やらされている」、という感覚でしかなかったようです。その証拠に、高齢者への働きかけは継続しません。私が声高に言うとしばらくは続くのですが、いつの間にか日々のルーティンワークに追われ、気がつけばだれもやっていないということの繰り返しでした。いま思うと、そんな試行錯誤の一九九〇年代初頭とは、やがて私たちを取り巻く環境を根本から覆す介護保険制度が、静かに、着々と準備されていた時期でした。

一五年前、「脳に刺激を与えなければ認知症は進む」と声高に言う私は、日常のルーティンワークに追われるスタッフにとっては迷惑な存在だったことでしょう。公文の教具と教材学習がほんとうに有効なのか、何の根拠も示されていないのに、副園長（当時）の思いに付き合うほど、現場に余裕はありませんでした。

自分でやるしかない！「春日園」時代の自分に戻り、「永寿園」での公文式学習のインストラクター役を自分に課すことにしました。

一〇年間、そんな状態が続きました。世間は、二〇〇〇年四月の介護保険制度実施のことで、にわかに騒がしくなっていました。だれもが、初めて経験する五〇年目の大改革に、戦々恐々としていました。一五年前、私が春日園から永寿園に来たころは、認知症ケアに対するノウハウなど、日本のどこにもなかったのではないでしょうか。医療の世界ですら、認知症の診断基準も、治療法も、ドクターによってまちまちで、ケアの方法もわからぬまま、施設も、本人も、その家族も困り果てた生活が続いていた時代でした。そして、ひとたび認知症になったら進行するもの、絶対に治らないものというイメージをだれもが持っていたと思います。

## 川島隆太教授との不思議な出会い

介護保険制度が少し落ち着き始めた二〇〇〇年八月。「会ってもらいたい人がいる」と、公文の事務局からの電話で、私は福岡市内に出向きました。私の目の前にあらわれた立派な体格の、一見して頭のよさそうな好青年を、「日本よりも世界でメジャーな脳科学者です」と紹介されたのが、東北大学の川島隆太教授との最初の出会いでした。

そのときは、そんなえらい方が私のような老人施設のおばさんに何の用事があるのだろう……、くらいに思っていました。川島先生と話をするまでの、研究者や科学者といわれる人に対する私のイメージは、別世界の人、ちがう人種、理屈の世界の人であって、現場の実態をよく知らず、机上の空論を唱える人、というものでした。いまにして思えば、かなりの偏見ですね。

春日園の子どもたちの一〇年間におよぶ公文式学習の様子と、その効果の話題で盛り上がりました。身体にもう一つ盛り上がった大きな話題がありました。それは「高齢者になってからの学び」でした。身体に障害を持っていても学び続ける生き方ができること、重度の認知症の人が黙々と計算問題を解く姿への驚き、仕事に明け暮れて勉強をしたくてもできなかったが、公文式教材の学習で念願の文字を覚えた人、学習を通して人との関わりを広げている人のことなど、二時間ほどもお話しさせていただいたかと思います。そのときの川島先生に対する私の印象は、「障害児の実態をよく知っている」ということくらいでした。

ところが、それから一か月もしないうちに、共同研究の話へと発展していきました。いまにして思えば、福岡での二時間の盛り上がりが学習療法の原点かもしれません。仲人役の公文によって、まったく科学的根拠を持たなかった永寿園の細々とした一〇年間の取り組みが、脳科学者・川島先生の研究対象として注目されたということだったのでしょう。

# 3．永寿園での学習療法　五年間の歩み

## 一年目　研究者と現場の共同研究

### スタッフの三つのプレッシャー

住む世界がちがうと思っていた研究者の先生方との、共同作業が始まりました。介護現場は汗を流すものと自認するスタッフが、研究などという大それたプロジェクトに関わるのは大変なプレッシャーであったはずです。

最大のプレッシャーは、高齢者のことは知っていても学習指導のノウハウはだれも知らないことです。塾に通っていた人はいたとしても、教える立場としてのインストラクター的な知識はだれも持ち合わせてはいませんでした。

二つめは、子ども用の教材では高齢者の自尊心を傷つけるのではないか、という心配です。学習する目的は理解していただけても、特別養護老人ホームや介護老人保健施設に入居されている方は、それほど元気な方ばかりではありません。むしろ程度の差こそあれ、八割から九割が認知症です。このような方々が、子ども用の教材を前に、「年寄りをばかにして！　私がぼけとると思うて！」と怒ってしまうのではないか、という心配です。

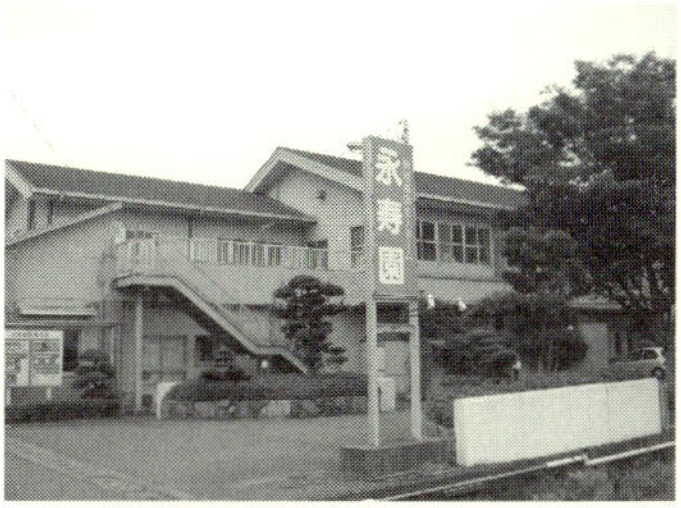

特別養護老人ホーム「永寿園」

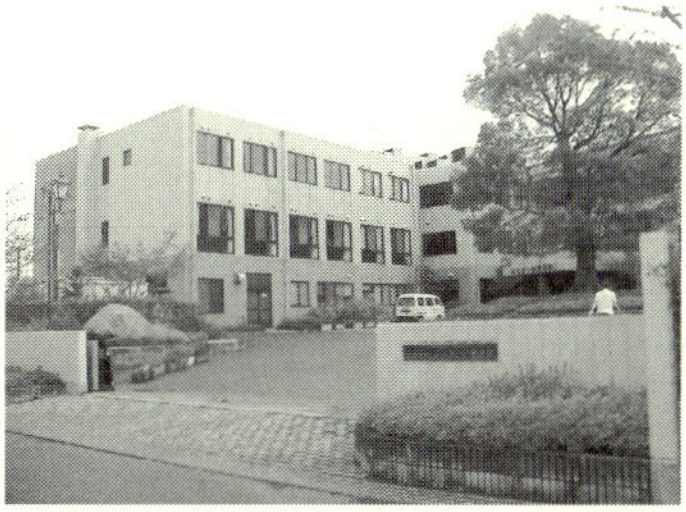

介護老人保健施設「ふれあいの郷　道海」

三つめは、「今日は勉強せん！」と言われたときに、どのようにして学習室に誘導するのかという問題です。入所者の中には脳機能が部分的に低下した〝まだら認知症〟の方も多く、その日の気分で言動がころころ変わることの多い高齢者に、どのように学習し続けてもらうかということです。

## 高齢者の仕草に見た自尊心

学習者を選定するにあたっては、本人・家族の同意はもちろんのこと、学習し続けられる人という前提条件がありました。この条件は、八割から九割の認知症の方を前にして、私たちが経験したことのない、先の見えないハードルでした。はたして、どれだけの方が学習の目的を理解できるのかという大きな不安要素を抱えながら、最終的には四七名に絞り込みました。

学習がスタートすると細かい部分での調整はいろいろと必要でしたが、研究の根幹に関わるような大きな問題はありませんでした。ところが、「道海永寿会《どうかい》」の学習療法スタッフと公文のスタッフには、決定的な食いちがいがあったのです。それは、問題が解けたときに付ける大きな◯（丸）と、一〇〇点が取れたことへの賞賛でした。子どもを学習対象とする公文式ではあたり前ですが、道海永寿会の学習療法スタッフからすると〝子どもだまし〟と映ったのです。

結局、この対立にジャッジを下したのは学習者自身でした。大きな◯と一〇〇点は、スタッフの心配をみごとに打ち消してくれました。一〇〇点をもらったときの得意げな表情、そしてストレートには喜びを表現しないまでも、ちょっとはにかみながらも喜びを大事に懐にしまいこむような仕草、これぞまさしく高齢者の自尊心なのだと思わせるものでした。これを見せつけられたとき、道海永寿会の学習療法スタッフは脱帽しました。

従来から法人の方針として、「入居者とのコミュニケーション能力をケアの質の重要な要素」としていたこともあってか、予測される課題を背負いながらも、学習療法スタッフは、学習し続けてもらうための工夫を重ねていきました。結果的には、このときの工夫こそが、現在の学習療法のコミュニケーションの基礎となっているのです。

物事のすべてにいえることかもしれませんが、結果の分かれ道は、何かをやらなければならない課題が目の前にあるときに、それとどう向き合うかです。できないと思ってしまったら、できない要因を並べ立て、さも問題であるかのごとくまとめ上げ、自分と周囲を納得させようとします。それは裏を返せば、自分がしたくないことへの言い訳でもあります。なんとかしてやろうとするときには、やり遂げる方法を考えるものです。たとえ困難や障害が発生しても、それらを克服しようとする工夫や知恵が出てくるものです。

## 二年目　認知症高齢者への挑戦

### ■学習対象者の拡大と新しい発見

研究一年目の学習対象者には、とにかく学習し続けられる認知症の方を含んでいましたが、二年目には、さらに認知症の方を加えるという研究方針に基づき、当時、介護の世界でたいへん話題となり、道海永寿会でも新たに開設した「グループホーム」の入居者の方に学習者として加わっていただきました。

二年目に入ると、新しい発見もありました。いままで気がつかなかった学習者の人となり、表情、関わり方、自己表現や自己主張の姿など、介護現場では見られなかった学習者の変化に学習スタッフが気づき始めたのです。

さらに驚かされる現象も見受けられるようになりました。一四時からと決められた学習時間の一時間ほど前から、学習室前の廊下に、学習者の皆さんが並んで待っているのです。印象的だったのが、認知症の方も同じように、並んで自分の番を待っていることでした。

これについては、定期的に開催される研究チームの検討会で、その理由などが議論されました。その中で、研究がスタートする前の道海永寿会のケアと比較することで、これらの変化の原因が見つかりました。学習者の学習場面における様ざまな変化は、①自分にもまだできるものがあったという安堵感、②自分ができることをやり遂げたという充実感、③それを一〇〇点としてほめてもらえた満足感、そのようなことが重なり合った結果、自信につながって自己肯定感が生まれたのです。そして、そこから余裕ができたことで、他人にも寛容になれたのではないか、という結論に達しました。

また、以前はルーティンワークに追われるスタッフから「ちょっと待って！」と素通りされていたのが、学習時間には個別に二〇分、三〇分と向き合い、話も聞いてもらえ、ほめてももらえるのです。学習者の立場からすれば、それまでの一日が何の目的もなく過ぎていく受身的な生活の流れが、変化した

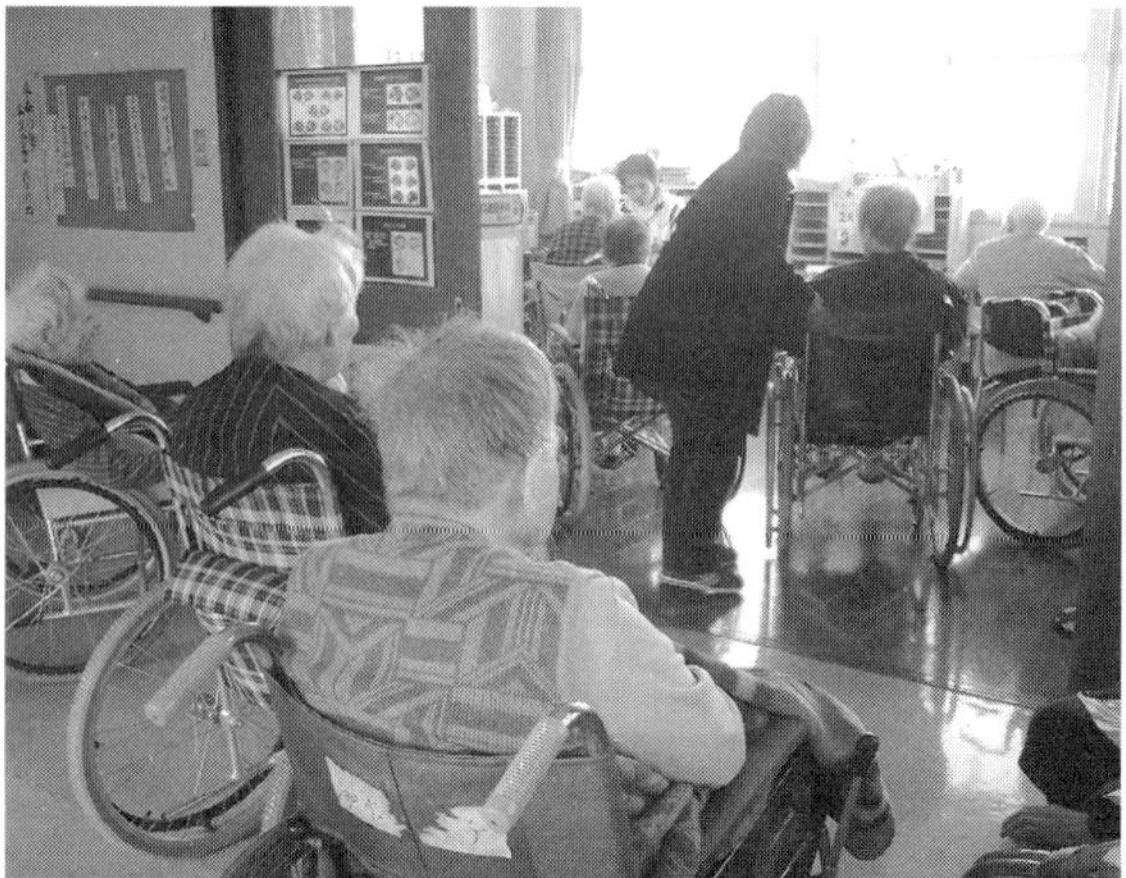

自分の学習順番を待っている学習者

のです。学習するという行為で成功体験を味わえ、学習することが楽しい時間となり、待ちきれなくなって廊下に行列ができたのではないかと、学習者の様子からうかがい知ることができました。

介護保険制度がスタートしてしばらくすると、認知症ケアの問題が取りざたされるようになりました。認知症については、それまでの医療的診断基準の曖昧さもあってか、一度認知症になったら「加速度的に進行する」、「何もわからなくなる」、「何もできなくなる」というのが、世間一般の理解ではなかったでしょうか。介護現場の私たちですら、それ以上の理解は持っていませんでした。学習療法を実践するまでは……。

グループホームでの研究が加わり、認知症の学習者の変化が目の前で確認できるようになってきたことで、学習スタッフの驚きと感動があちこちで聞かれるようになり、学習の効果が本物だという確信に変わっていきました。また認知症に対して、いままでとはちがう新しい理解も生まれ始めていました。認知症になった方の、残存能力の引き出し方の学びです。引き出し方を学ぶには、当然、認知症の方々とのコミュニケーション能力も磨かなければなりません。スタッフにとっては、新しい宿題を突きつけられることになりました。しかし私には、宿題に向かうことが楽しくもあるように見えました。スタッフたちに、学習者から予想もできない新しい発見ができるという期待があったからでしょう。

## 大きくなる苦悩

学習の効果がはっきり見えてくればくるほど、私には一つ気がかりなことが出てきました。個人差はあるものの、学習者には確実に、明確な変化が見られるようになっていました。ＦＡＢやＭＭＳＥにも、定量的に効果が見られました。しかし、これだけでいいのだろうか？　むかし、学びたくても学べなかった方が、いまそのチャンスに巡り合って、喜んで楽しんで学習されていることは理解できる。でも、はたしてそれだけでよいのだろうか？

忘れかけていた文字を思い出した、自分の名前が書けるようになった、数字が数えられるようになったことが、どれだけの価値を持つのだろうか。老人ホームで介護を受けながら生活している高齢者に、「何のために勉強させるのか？」、「いまさら、それがどういう意味を持つのだろうか？」、「それが何なのだ？」と問われたとき、私には返す言葉がありませんでした。自問自答を繰り返す中で、私はある一つの結論に至りました。「私たちは施設で暮らす高齢者の生活を支えている」という事実の中に、その答えはありました。

川島理論の簡単な読み書き・計算により前頭前野が活性化され、高齢者にプラスの変化が見られるのなら、そのプラスを高齢者自らの生活に活かせないか。それでこそ、読み書き・計算を毎日やることに意味があるのではないだろうか、と思うようになりました。

## 苦悩からの脱出

読み書き・計算の成果を生活プログラムに活かすための取り組みを、「役割づくり」と「役割探し」ととらえ、スタッフの目が、高齢者、とくに認知症高齢者の残存機能へ向くようにと誘導しました。入所されている多くの方の場合、身の回りのことを自分でできなくなった、あるいは家庭で担っていた自分の役割がなくなったから施設に入所する、というやむを得ない状況があります。ならば「施設の生活の中で活躍してもらえる役割を見つけよう」、「活躍してもらうステージを意図的につくろう」というものでした。「まだ自分がだれかの役に立てる」と感じたとき、人は元気になれるものです。

いままでの施設ケアの概念では考えつかなかった発想であり、認知症の概念を根底から覆す挑戦です。「私たちの挑戦に教科書はない。自分たちが教科書をつくるつもりで、思いつきでもいい、ひらめきでもいい、何かをつくり出そう。そのためには、学習者を細かく観察することだ」と、スタッフと語り合いました。

私たちは、「高齢者の残存機能を活かして」という言葉を簡単に使います。確かに身体的機能については、目に見えることもあって、実際に手を動かし、足を動かしてみて残存能力を推し量ることが可能です。リハビリプログラムも示されるようになっています。しかし認知機能については、できることとできないことを推し量るスケールがあったとしても、科学的に裏打ちされたリハビリプログラムが示されたことがあったでしょうか。

学習療法に出会うまで、私には見つけることができませんでした。

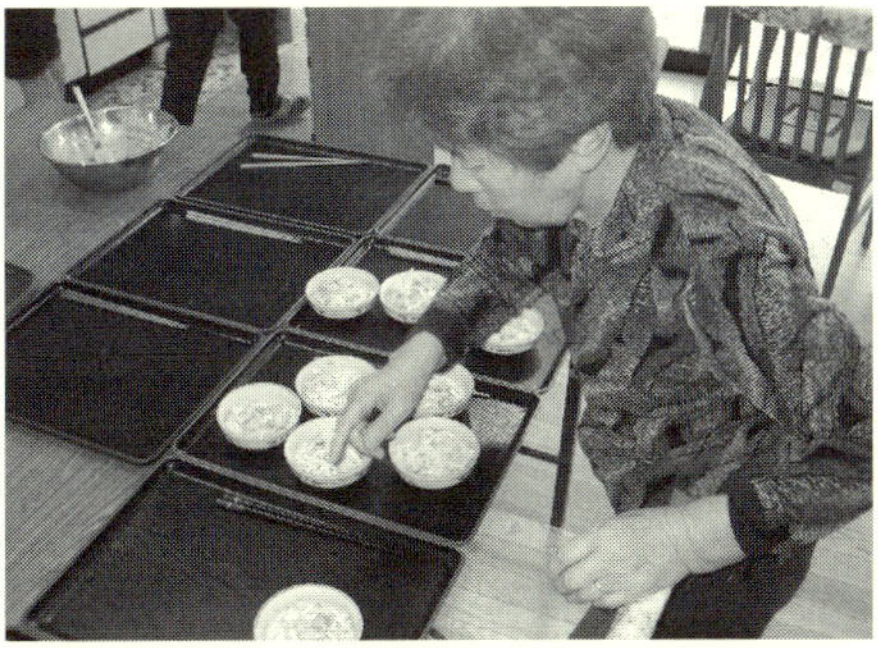
「役割づくり」。人数を確認しながら食材の注ぎ分け

## 三年目　重度要介護者への挑戦

### 重度の方の変化から得た手応え

研究を開始してからの二年間で、従来の「認知症」という概念を自ら崩したスタッフたちの意識は、

次のステップに移っていました。「あの人にも学習をさせてみたい」、「あの人が学習をしたら、どう変化するのだろう」と、提案が次々と私に来るようになってきました。しかし、研究である以上、勝手なことはできません。そこで川島先生にスタッフたちの声を届けると、「データはもうじゅうぶんに得ることができました。これからは、どなたにでもやってみてください」との返事をいただき、学習がすべての人に解禁されたのです。重度の認知症の方や、寝たきり状態の方への挑戦が始まりました。

あの人に学習してもらったらどんなになるだろうと考えるには、当然ながらよくその人のことを見なければなりません。コミュニケーションも取らなければなりません。必然的にコミュニケーションの技術も、量も、観察の視点も、気づきも研ぎ澄まされます。その時点では、スタッフ自身は気がついていたとは思えませんが、結果的に、学習により利用者の変化を引っ張り出そうとするこだわりが、自らを成長させていったのでしょう。

重度認知症の方が尿意を訴えられ、排泄の自立が可能になる。言葉のキャッチボールができるようになり、コミュニケーションがスムーズになる。言葉の理解ができることで拘束の必要がなくなっていく。危険の予告を受け入れられることで、事故が未然に防げるなど、なかには要介護度が五から四に軽減される方も出てきました。三年間寝たきりだった重度の方が、学習のために「起きる」と言い出し、学習への意欲が生きる意欲へとつながり、その人らしさをも取り戻す。このような重度の方が変化していく

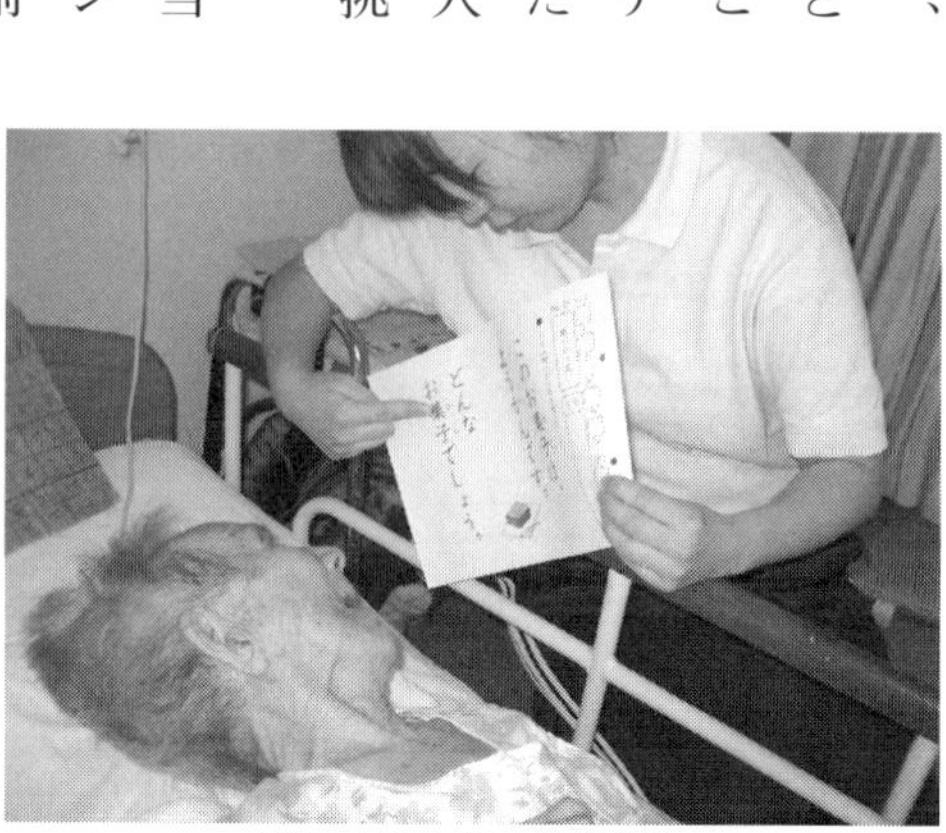

寝たきりの方の学習療法

姿に、学習現場と介護現場は確かな手ごたえを感じました。

## ■学習療法とケアプラン

介護現場では、学習療法の成果をケアに活用するという考え方が確実に定着してきました。そこで次は、介護のプロとして、学習療法とケアプランとの整合性をどのように取り、自立支援プログラムの構築と実践をするのか、という課題に挑戦する段階に来たと判断しました。

学習療法をケアプランに結び付けるには、二つの準備が必要です。一つは学習療法とケアプランの接点の考え方を整理して示すことです。学習療法を開始してしばらくすると、必ず何らかの変化が見えてきます。その変化を素早くキャッチし、どのようにケアプランと連動できるのかをデザインする必要があります。そのためには、スタッフとのじゅうぶんな協議が必要です。もう一つの準備は、学習療法を活用した役割を見つけて実践してもらう、ケアプランの立案にあります。この二つが準備できれば、あとは実践するのみです。

道海永寿会のレベルの問題かもしれませんが、介護現場の人間は、決まったことを実践するのは得意ですが、決めるまでの段取りをつくることや、実践したことをまとめて分析する作業が苦手、という体質があります。この苦手体質を克服し、最終的には「役割づくり・役割探し」を超えて、学習者がその人らしさを取り戻すステージを私たちが準備するということなのです。そのためには、道海永寿会としての学習療法のレベルを、研究レベルから実践レベルへと進化させなければならないと考えました。

## 四年目以降　新たなスタート

### 学習療法スタッフ会議

三年間の研究期間で、学習療法の定義ができ、実施方法のマニュアル化が進みました。定量的にもじゅうぶんに納得のいく結果が出ました。

いっぽうで、設定された三年間という研究期間の終了は、これからが私たち介護現場での学習療法の再スタート、という思いを強くさせました。形ができあがった学習療法を進化させるのは現場です。現場の真価が、これから問われます。

研究に関わった者として、「これから何をなすべきか」を考えました。行き着いたところは「ケアにどう活かせるか」という課題です。それは、研究二年目に思い悩んだことに答えを出す、ということでした。学習療法を実践し、ＦＡＢやＭＭＳＥの数値が上がってそれで何なのかと問われたとき、自信を持って答えられるものがなければ意味がありません。それは取りも直さず、二年目に思いついた「役割づくり・役割探し」を網羅したケアプランへの活かし方という、施設ケアの質と入居者のＱＯＬを高めることにほかなりません。

道海永寿会の事業所の中で、学習療法を実施しているのは、特別養護老人ホーム、介護老人保健施設、デイケア、デイサービス、ホームヘルプ、在宅介護支援センター、グループホーム、有料老人ホーム（特定入居者生活介護）の八事業所です。

各事業所に分かれて学習療法を実践していくにあたり、定期的に学習療法スタッフを交えた会議の開催を計画しました。会議は、実施上で困ったことの問題解決の場であり、やり方が学習療法の原理原則から外れていないかの確認の場、生活に活かせるステージづくりの検討の場、ケアプランと連動させるための場（ケアカンファレンス）となりました。

会議メンバーは、各事業所の学習療法のマネジメントをおこなっている学習療法スタッフが中心です。毎月一日の開催は、カレンダーの具合で二〜三日ずれることはあっても、二〇〇一年九月の研究開始以来、今日まで続いています。この会議でもっとも重要なテーマは毎月の学習者の変化の報告で、学習者の様子を集約し、全員で共有することです。そして参加したメンバーは、会議の内容をそれぞれ持ち帰って、他事業所の工夫や手法を自分の事業所に取り入れられないかの検討をするのです。

## 実践研究発表会の開催へ

二〇〇一年、共同研究に入るにあたって私たちは、川島先生から学習の方法は「公文式的読み書き・計算の方法」という表現で説明を受けました。三年間の研究としての取り組みの中から「学習療法」という言葉が生まれ、定義づけがなされました。さらにこの方法を深めるための活動機関として、二〇〇四年四月には川島先生を会長に「学習療法研究会」が発足。学習療法を広めるための「学習療法士」というセラピストの養成も、同研究会が主催して全国各地で実施されるようになりました。

三年間の共同研究が終わり、一定の研究成果も見えてきたことで、将来に向かって二つのことを考えました。一つは共同研究に参加した介護現場として、この経験を道海永寿会の施設運営にどのように活かすべきかということ。もう一つは、学習療法を全国の施設に広げていく役割を担う「くもん学習療法センター」のこれからの活動に、道海永寿会の実践をどう活かしてもらうのか。つまり、最初を走る者としての責任をどのように担っていくべきか、ということでした。

それは、私が何をするのかという個人レベルの話ではなく、道海永寿会の職員自らが学習療法の効果を納得した上で、他に対し影響力を与えることができなければ意味がない、ということです。それには、学習療法スタッフが法人内で影響力を与えることができるかどうか、が出発点になります。そこで学習療法スタッフたちによる、道海永寿会内部での実践研究発表会を計画しました。

実施に向けて計画を進める中で、自分たちだけの情報にとどめるのはもったいないという意見が多く出され、関係機関にも公開しての実施となりました。二〇〇五年の秋のことです。道海永寿会自体が、自分たちの取り組みをこのような形で情報発信するのは、初めての試みです。発表者にとってはたいへんなプレッシャーだったようですが、結果的には本人たちが満足のいくものになりました。反省会の場でも「プレッシャーと感動を同時に味わった」という発言が多く、実行委員を務めた主任職たちの横のつながりも強まったようです。一回目の予想以上の成功体験から、間を置かず、二〇〇六年度開催の二回目の計画に入りました。さらなる目標に向かうための動機づけです。

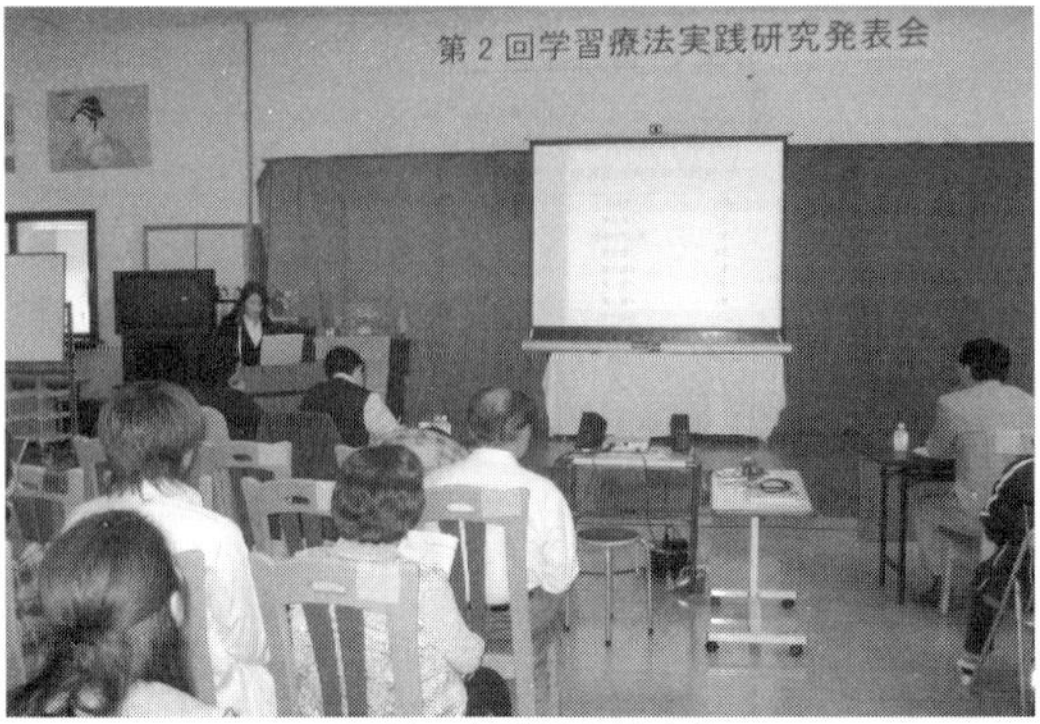

2回目の実践研究発表会

# 4. 五年間で得たもの

## 学習者の変化はなぜ起きるのか

学習療法によって学習者には、確実に変化が見られるようになります。まさしく簡単な読み書き・計算による前頭前野の活性化を、スタッフによるコミュニケーションがフォローし、いい結果をもたらしているといえましょう。学習現場にどんなにすばらしい教材があっても、それだけでよい変化が見られるとは思えません。学習者への賞賛と期待、自尊心の受容などがあいまって、コミュニケーションこそが高齢者を凛とさせる重要なものだと思います。認知症高齢者にとっては、なおさら重要な要素です。

つまり、よい結果が生まれるかどうかは、よいコミュニケーションが確保されているかどうかによる、ということになります。

## 予想外のスタッフの変化

道海永寿会の五年間という時間の流れの中で、スタッフの口から異口同音に聞かれたのが「目の前で確かに変化していく学習者の姿を見ることで、当初の半信半疑から確信に変わっていった」ということでした。しかもスタッフ自身も変化していくことは、川島先生をリーダーとする研究チームも予測していませんでした。スタッフの何が、どのようにして変わっていったのでしょうか。私の立場から、スタッフたちの言葉を推し量ってみました。

まず第一に、高齢者に対する意識に変化が見られました。第二に、コミュニケーションが変わりました。第三に、行動が変わりました。

高齢者に対する意識の変化とは、高齢者でも、認知症の人でも、重介護の人でも「可能性がある」という意識です。それまでは、高齢者の介護は、やってもやっても現状維持すらたいへんなことで、ちょっとでも手を抜こうものなら加速度的に機能低下を招き、認知症はなす術がなく、限りなく進行するものだという考え方でした。しかし、その考えは五年間で完全に覆りました。当然ですが、研究の一年目からそう思ったのではなく、変化していく学習者を目の当たりにしながら、時間の経過とともにスタッフの意識が変わっていったのです。変化していく学習者に気づかされる形で、いままでの自分たちの考え方、関わり方のまちがいに気づいていったということです。

高齢者への意識の変化はさらに、〝もっと可能性があるのではないか〟という意識を芽生えさせ、もっと学習者を観察しようという姿勢を育みました。観察するにはコミュニケーションの方法も駆使しなければならないことから、その方法にも進化が見られるようになりました。それは、積極的に何かを引き出そうとする動機づけのためのコミュニケーションです。学習者には、積極的に関わってくれるスタッフのコミュニケーションが、従来の、ややもすると事務的になりがちなコミュニケーションとはちがう、ということが感覚的にわかるのでしょう。いい関係のコミュニケーションサイクルが生まれていきました。とくに「役割づくり・役割探し」の取り組みは、スタッフ自身の発想の転換を図ることになったと

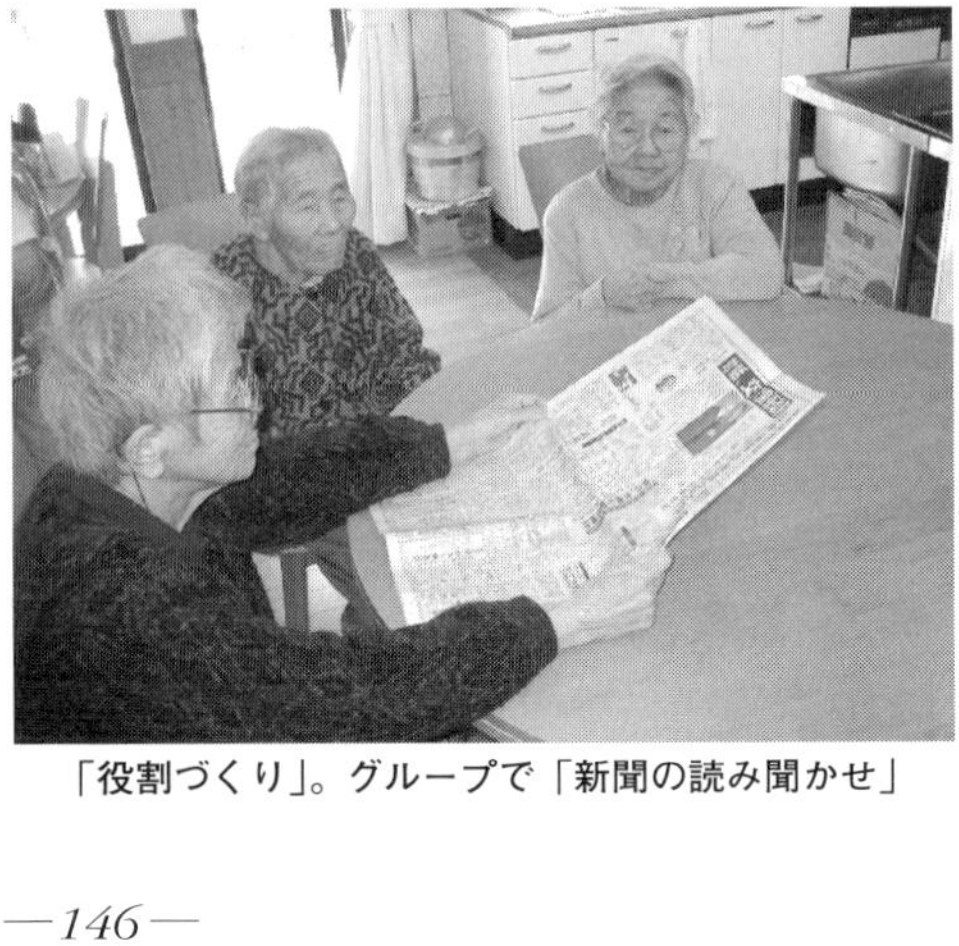

「役割づくり」。グループで「新聞の読み聞かせ」

同時に、学習者の残存機能を引き出すきっかけにもなりました。

そして、スタッフに変化が生まれました。あの人にも、この人にも「学習療法をさせてみたい」、「どんな変化が見られるか挑戦してみたい」、「可能性を引き出してみたい」という意欲が生まれてきたのです。これらのプロセスを一歩ずつ積み重ね、五年が経過してみると、たとえば重度の認知症の人、寝たきりの重介護の人たちなど、困難と思われる高齢者にも、学習療法を駆使してリハビリをやってみようと挑戦する姿勢が見られるようになりました。

自分たちの関わりで変化していく学習者を見て、スタッフの口からは「私たちのケアはまちがっていなかったですよね」、「私たちはあきらめません」、「毎日学習室の前で並んで待っておられる姿に、後押しされました」、「学習者の皆さんに、私たちの見る目を変えてもらい、ありがとうございます」などの言葉が、次第に発せられるようになっていきました。予想もしなかったこれらのスタッフの声を耳にしたとき、私は「よくぞここまで成長してくれた。ありがとう」と胸を熱くしました。この、スタッフの変化という成長は、どれだけの時間を費やしても、どれだけお金をつぎ込んでも、私がどれだけ訓示を唱えたとしても、簡単に理解し体得できるものとは思えません。自らが気づき、自らが納得したからこそ起きた変化だと思います。

## 学習療法とチーム力

施設ケアでチームプレーが重要なのは、この世界で働く人々にとってはだれもが周知のことです。学習療法もケアと同じく、チームプレーであるべきという考えにたどり着きました。よりよい効果はチームプレーから生まれるからです。学習療法に施設全体で取り組むことの意味は、チームプレーを高めることにあるのです。単に学習療法を実施するだけなら、場所と時間さえ確保すれば、学習療法スタッフだけでうまくできるはずです。しかし、学習療法の効果を生活に活かし、生活の質を高めるとなれば、あらゆる職種の、総合的な結集がなければなし得ません。チームプレーとかチーム力とは、そういうことなのです。スタッフの気づきは本人を成長させ、チーム力の重要性を気づかせます。結果的にチーム力が上がり、組織全体の底上げが期待できるはずです。

この考えを図にしてみました。

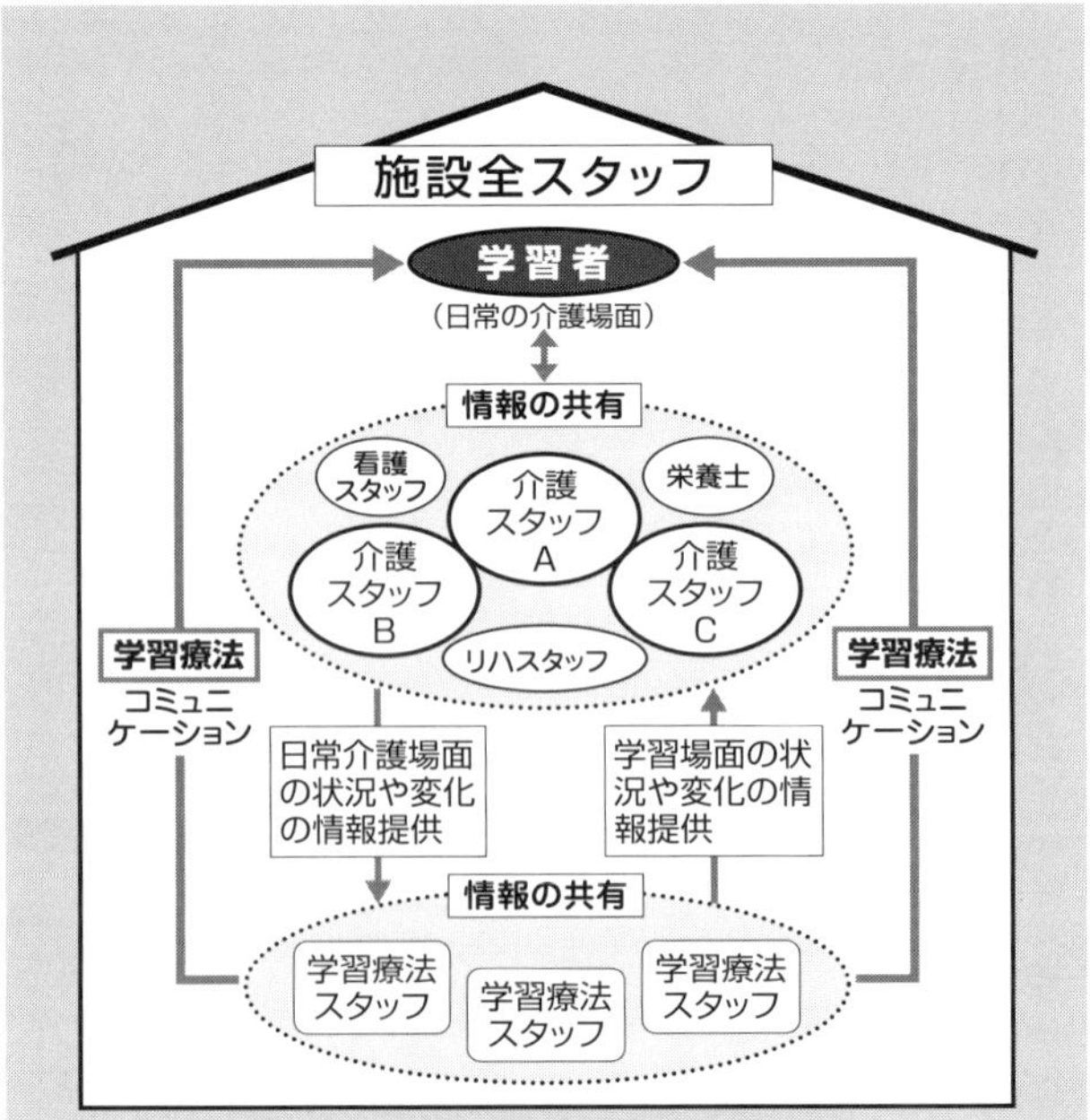

学習療法スタッフと介護スタッフとの関係

## 施設全体の変化

学習者の変化に引きずられる形でスタッフも変化していったことが、じつは施設全体の空気を変えることになったと感じています。スタッフ間のコミュニケーションが増えたことからも、私はそう感じ取りました。具体的に数量を測定したわけではありませんが、確実に、入居者の生活に関する情報が多く飛び交うようになっていました。

コミュニケーションの質も変化していきました。たとえば、それまでは「このような問題があり、こう対応した」という内容が、「このようにすれば解決できるのではないかと思って、こう対応した」というように問題解決の想定が新しいことへの挑戦の姿に変化していったように思います。本人たちが意識して変えたのではなく、無意識に変わっていったと、私の目には映りました。

心の中にある思いは態度にあらわれ、言葉にもなって出てきます。道海永寿会のスタッフは、自らの思いから自分の態度を変え、発する言葉をも変えていきました。無理強いされたわけでもなく、強制されたわけでもなく、学習者によって気づかされたものです。このようなスタッフが一人でも多く出てくると、施設全体に〝プラスの伝染病〟として広がり、チーム力をつけることになります。これこそが何ものにも代えがたい財産であり、「ブランド」なのではないでしょうか。この思想を法人全体に広げ、引き継いでいくことが法人という組織のブランド力になっていくと考えています。

そこで、施設全体が変化するイメージを図にし、「施設づくり学習療法工法」と名づけてみました。

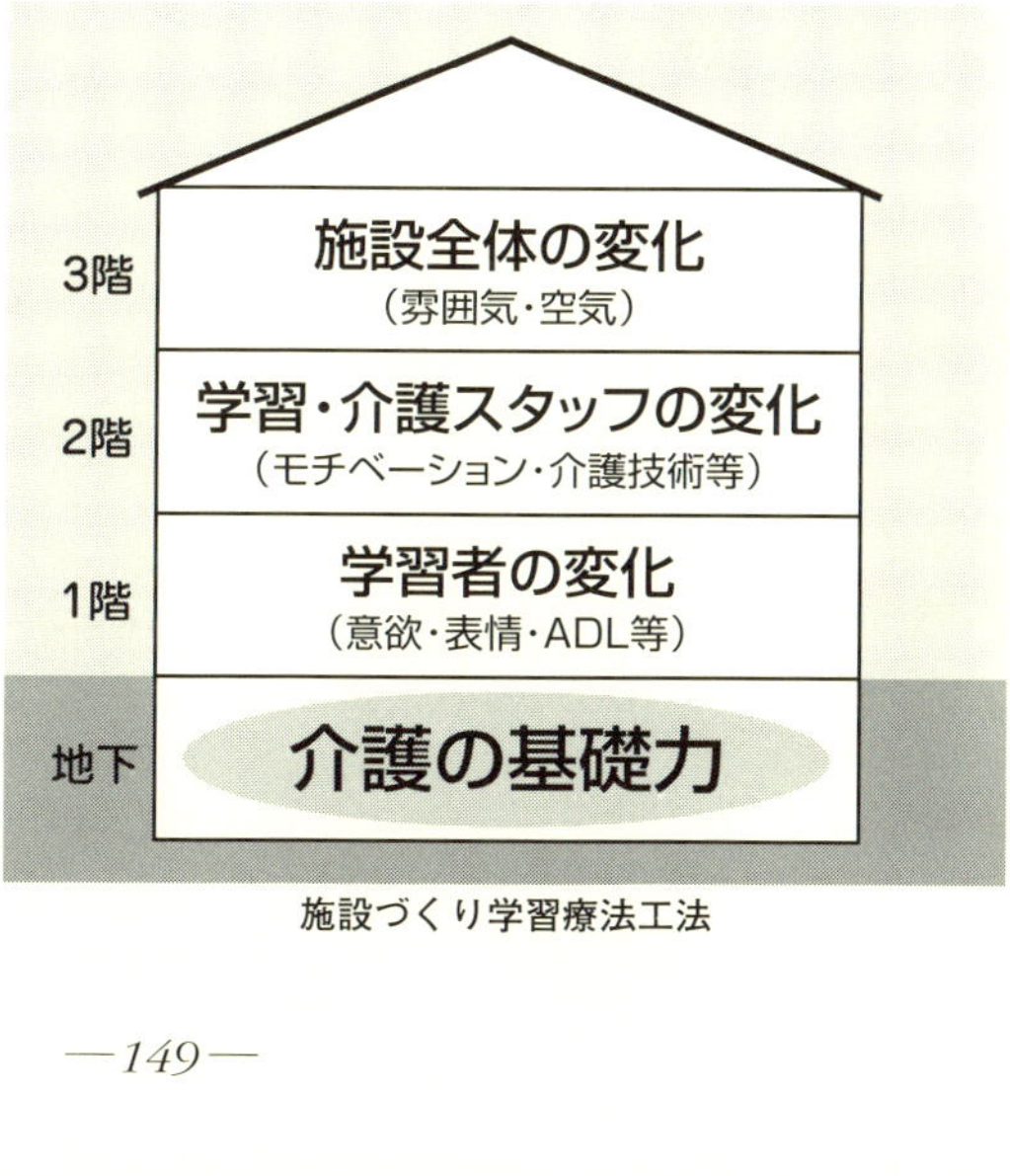

施設づくり学習療法工法

# 5. 学習療法とこれからの介護

## 志の高い介護現場をめざして

福祉学部を卒業してからの三六年間を、福祉・介護の仕事に従事してきた経験から得た私の主観であることを、まずお断りした上で申します。

この種の仕事は、目標を高いところに置けば置くほどやるべきことが多く出てきます。心身ともにたいへんなことも数多くあります。これに比例して、やりがいや働きがいも大きくなります。目標が低ければ、仕事をらくに、事務的に、機械的にこなせばいいわけです。そこには、やりがいや働きがいなどは生まれてきません。らくをしたければ、余分なことはしない、ということかもしれません。決められた最低限のことだけをやっていても、それで非難されることはありません。それなりの評価をされるだけです。

目標の大小とやりがいや働きがいの有無は、もちろん個人差があり様ざまです。それは「個人の価値観」と表現できるかもしれません。目標を高いところに置くことを私は〝志の高さ〟という言葉であらわしたいと思います。五年間学習療法をやり続けた結果、学習療法というプログラムをツールとして活用することで、志の高いケアスタッフの育成が実現できないか、という部分にこだわるようになりました。学習者の変化に呼応する形で、スタッフたちが変化してきたからです。

高齢者介護の現場の業務では、ふつうに決められたことだけをやっていてはマンネリ化するか、レベルダウンするかのいずれかでしかないことを経験則として知っています。私たちが関わる多くの高齢者は、つねに心と身体状況が変化します。だからこそ、私たちはつねに問題意識を持ち、技術と感性を研ぎ澄ませ、変化に対応していかねばなりません。高齢者の介護施設だからこそフレキシブルに、スタッフ自身が仕事に課題と目標を持ち、それらに向かって挑戦し、ケアをきわめていく。そこから働きがいを感じる若いスタッフが育っていく。そんな介護現場でなければならないという思いが、私の中にあります。

介護の歴史は、医療・看護の歴史に比べるとわずかなものでしかありません。そのため、残念ながら専門性もそれほど高いとはいえません。施設によっては介護職は看護職の補助的扱いを受ける場合も多く、働きがいを見つけられない介護職も多いと聞きます。仕事であるケアを楽しく、誇りを持っておこなうには、考えて実践するケアをめざすようにさせたい、論理的思考のできるケアスタッフになってもらいたいと、切に願っています。

これまで介護職の仕事は、その日、その日をこなすだけにとどまることが多かったのではないでしょうか。自分たちが汗して取り組んだ仕事を振り返ってデータ化したり、分析して科学にすることをしない。しないというより、そのような教育・訓練がされていないといったほうが適切かもしれません。「そんな悠長な時間などあるはずがない」と、スタッフたちは怒るかもしれません。しかし今日の介護の世界では、計画・実行・モニタリングに基づいたケアプランという、ある意味では科学性を求められる時代になっているのです。それができることが介護職としての業務でもあり、専門性の一つなのだと思います。

介護の現場は、精神的にも肉体的にもたいへん厳しいものです。だからこそ、介護の知識・技術（行動）・理論に熱意が加わり、バランスよく機能し、自分の仕事に誇りを持てるスタッフが育ってくれることを願ってやみません。

## ■施設運営で考える志とは

介護保険制度によって、福祉の世界に競争原理が持ち込まれ、福祉は「経営」の世界に引きずり込まれました。福祉に経営がなじむのかと、様ざまな立場から議論されながらも、規制緩和の流れから、あらゆる業種が介護保険事業に参入することが可能になりました。その背景には、将来の高齢者人口を見据え、まずはサービスの量の確保という、国の施策があったと思います。

二〇〇〇年に介護保険制度がスタートし、二〇〇六年の制度の見直しと、二回の介護報酬の見直しを経験しました。サービス利用者もサービス提供事業者も、改正に翻弄され続けた六年が経過しました。

福祉サービスが行政から与えられた「措置の時代」には、福祉事業者としての熱意があれば何とか運営のできた世界でした。しかし、介護保険制度で利用者がサービスを選択し、利用できるようになった現在、熱意だけでは通用しなくなりました。施設経営にも、知恵と工夫とが求められるようになりました。つまり、熱意を運営の中でどう形にし、成り立たせていくことができるか、経営としての力量が問われる時代になったのです。

また介護保険制度については、コスト高による利用者負担増という問題が議論され始めました。「介護を受けるにはお金がいる」、「病気になってもお金がいる」、「長生きは恥だ」、「長生きはすべきではない」という高齢者の話をよく耳にします。さびしい限りです。いっぽうでは、施設の経営方針として介護度の高い高齢者に限って入居を許可する施設も出てきています。確かに、特別養護老人ホームについては、国も重度者入居の方針を打ち出しています。経営だけを考えればそれも一つの経営戦略であり、一概に非難されるべきものではないでしょう。地域性の問題もあれば、需要と供給のバランスの問題もあります。

しかし残念なことに、介護保険制度の〝自立支援〟という理念をどこかに置き忘れ、最低限の介護だけを実施して、入居者の機能が次第に落ちていくのを待っている。やがて介護度が上がることで、施設の収益が上がるのを待つ施設などがあるとも聞きます。つまり「どうせ年寄りなのだから、手を尽くしてどうするの。放っておけば自然に機能は落ちていく、機能が落ちれば介護度が上がるのだから……」ということなのでしょう。

単純に考えると、入居者にとっては介護度が上がることで負担は一割増え、介護度が下がれば負担は一割減るのです。「老い」を、だれもが平等に通る人生の道すがらに横たわる問題と考えるならば、私たち事業者は利用者の負担を減らす選択肢を採るべきではないでしょうか。それが施設運営の志であり、そこで働く者としての志なのではないかと強く思います。

学習療法実践の歴史がもっとも長い施設ということから、新聞やテレビの取材を受ける機会があります。マスコミの方からは「学習療法でそんなに介護度が軽くなる人たちが出てきたら、失礼ですが、経営的に困りませんか？」と何度となく質問されたことがあります。これからも、質問されるかもしれません。私は、いつも即答できずにいます。言葉で語れないほどの思いがあるからです。介護度の改善がスタッフたちのケアの結果だとするならば、スタッフたちの仕事の成果として認めて、ほめてこそ、施設運営の志なのではないかと思うからです。そうでなければ、本物のケアにはたどり着けないだろうという思いがあります。また、本物をめざしてこそ、お金では買えない信頼というものが得られるのではないでしょうか。

施設そのものを評価するシステムをつくることは、たいへん困難なことでしょう。介護保険制度の中で一時期、成功報酬について議論されたことがあります。たとえばフランスのホテルやレストランは第三者機関により、三つ星、五つ星というように評価されています。第三者機関がおこなう施設評価の結果を成功報酬として反映させるのと、第三者機関や地域などからの社会的信用で施設が評価されるのとでは、はたしてどちらの方からが、「本物の施設」が生まれやすいのでしょうか。

## 学習療法と地域社会の理解

五年間の学習療法の成果は、これまで述べてきた通りです。マスコミの取り上げ方にも影響されて、地域社会の目に触れるようになりました。道海永寿会も知られるようになってきました。その結果、インターネットでの「学習療法」に関する照会や、利用申し込みも増えています。いっぽうで、地域密着を前面に出した二〇〇六年四月の介護保険制度改正で、利用者が自分の利用したい施設を選択できない、という状況も出てきています。

制度はどうであれ、最終的には「本物」であるということが、地域や利用者に認めてもらうために必要なことだと私は信じています。だからこそ、これからも限りなく「本物」を追求し続けたいのです。

# 「道海永寿会」におけるサービス形態別学習療法の工夫

## 通所施設での学習療法

「道海永寿会」には三つの通所サービスがあります。デイサービス（定員三〇名）、デイケア（定員四〇名）、認知症専門デイサービス（定員一二名）です。通所サービス利用者への基本姿勢は、在宅生活を継続するための支援です。そのため、機能を維持したり、できる限り機能を改善するためのケアプラン（利用プログラム）を作成し、実施していくようにしています。

通所サービスの基本サービス（送迎・入浴・食事・健康チェック等）は、利用者の要望に沿っておこないますが、基本サービスだけでは家族の介護サポートにはなっても、継続的在宅生活のための機能改善にはなり得ないと考えられます。道海永寿会では〝継続的在宅生活〟をキーワードに、とくに認知機能のリハビリとして学習療法プログラムを取り入れています。初めは研究として取り組んだ学習療法も、現在では利用者本人、または家族からの希望で学習を開始するようになりました。

## 通所利用者が学習を始める際の注意点―家族の理解

開始に際しては、まずＦＡＢやＭＭＳＥの脳機能検査、学習面での診断テストを実施し、学習の開始のレベルを決定します。

次に、学習療法を実施する目的を確認します。とくに、学習療法の希望が本人からではなく、家族からの場合には配慮が必要です。というのも、学習療法に対する家族のまちがった理解や過度の期待が、のちにトラブルになる場合があるからです。また、学習療法を開始するにあたり、家庭での学習に協力をお願いする必要もあります。

通所サービスでは、学習者の介護度によって通所回数が限られてきます。学習療法はできるだけ毎日の学習が基本で、実施回数がその効果に大きく影響してきます。そのため通所利用者でも、できる限り毎日の学習が可能となる環境整備が必要です。家庭での学習が重要な意味を持ちます。

家庭学習をおこなう際は、家族の協力がとても大切です。家族には学習療法のシステム、方法などを伝え、目的を共有します。家族の状況によって共有が困難な場合でも、なんとか学習が可能になるよう、問題解決に努めます。共有にあたっては、学習療法のマニュアルやビデオを見ていただいたり、通所サービスでの学習療法の現場を見学してもらったりします。

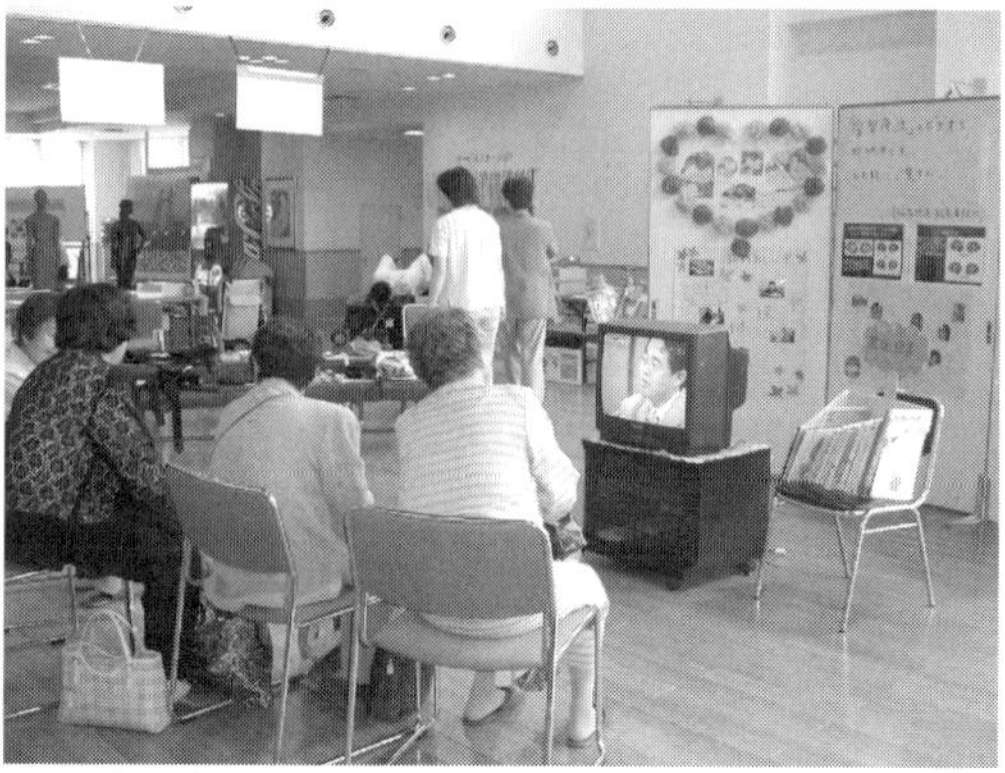
学習療法の様子をVTRで見る通所利用者の家族

家庭学習の実施にあたり、もう一つ大切なことは、家庭での学習環境を学習療法スタッフが把握しておくことです。そのため、家庭を訪問し、在宅学習環境の確認をします。これはのちに、学習療法での学習者のプラスの変化を、在宅生活の過ごし方に活かしてもらうためのポイントを見つけることにもつながります。

## 学習療法の本来の意義

在宅で学習療法をおこなうだけでは、本来の意義の三割の達成でしかなく、あとの七割は、生活の中に学習療法が活用され、生き生きとその人らしく暮らせるプログラムが見つけられることにある、と考えています。学習療法が「目的」ではなく、「手段」であることの意味はここにあります。

ここでいう三割とは、次のような学習者の声に代表されます。「この歳になっても、できる勉強があるのが楽しい」、「ぼけないために、自分ができる楽しいことに時間を使う。それに充実感がある」などです。

学習療法の目的は、この段階でとどまるものではありません。あとの七割こそが本来の目的です。学習による脳の活性化が生活の意欲につながり、意欲が表情にあらわれ、さらに日常行動の変化へとつながることこそが大切です。意欲・表情・行動の変化を、日常生活の活性化に活用していきたいものです。

たとえばこんな具合です。①文字が書けるようになったら、電話ではなく手紙でコミュニケーションを取ってもらう　②文字が読めるようになったら、他の利用者に読み聞かせをしてもらう　③新聞を読み、社会情勢にふれて日常の話題の題材にする　④数字を思い出し、計算ができるようになったら、買い物をして家計簿をつける　⑤時間と日付を意識して、月や週の予定を自分で管理する、など……。

思いつくだけでも、いろいろなやり方があるはずです。「その人にあったプログラム」という教科書は、まだ存在しません。サポートする人のアイデアと発想の中にこそ、その芽はあるはずです。つねにそれを意識して過ごしていれば、いろいろなことが考えられるでしょう。

いままでできていたことができなくなっていく、この喪失感を高齢者本人が深刻に感じ取り、自信をなくしていくことから、「老化」というネガティブな現実は始まるものです。であるなら、その喪失感を感じない生活のプログラムや、それを感じさせないステージの演出を、サポートする人が考えることが必要です。それこそが在宅で暮らし続けることの原動力になり、自立支援という言葉に込められている意味だと思います。

## 動き始めた新しいプロジェクト

通所サービスでは、学習療法のあとの七割の目的を実現するために、学習者に関わる多種の専門スタッフのプロジェクトが動き出しました。家族の中で中心となる介護者にも参加してもらい、様ざまな職種のスタッフ（介護士、看護師、理学療法士、作業療法士、言語聴覚士、学習療法スタッフ、ケアマネージャーなど）でカンファレンスをおこないます。在宅での暮らし方の希望を家族から聞き、ケアの目標を共有し、自立支援のリハビリプログラムを提案します。それをマネジメントするのが、ケアマネジャーです。定期的なカンファレンスで、進捗状況や、家庭での生活の様子も共有していきます。

このプロジェクトこそが、本来あるべき在宅支援の基本です。そういう意味では、私にとっても〝理想〟でした。学習療法を通じて異職種の専門スタッフが集合し、学習者の自立支援を議論し実行する。まさに多職種の「連携」にほかなりません。これはだれもが必要と思うのですが、日々自分の業務に追われる介護現場としては、なかなか実現が困難です。現場の多忙さがわかるだけに、私自身も現場に理想を突きつけられないままでいました。

しかし、五年が経過して、それぞれのスタッフが学習療法の効果を納得している現在では、無理をしてでもカンファレンスをする時間を持てば、おのずと「連携」と「学び合い」が生まれてきます。スタッフたちは、一つひとつのケースにていねいに向き合い、学習者の改善を目の当たりにすることで、自分たちの仕事の重みを感じるものだと思います。五年間の学習療法の経験を糧にして、いまこのような取り組みができるようになってきたことを頼もしく思っています。

## 居住施設サービスでの学習療法

居住サービスとしては、グループホーム四ユニット（定員三六名）と有料老人ホーム（特定施設）三ユニット（定員二八名）があり、拒否される方以外のすべての方に学習療法を実施しています。

グループホームは認知症の方が対象ですから、認知症の進行の抑制と改善を目標としています。

有料老人ホームは、原則認知症でない方を入居対象者としています。ここでの目標は、認知症にならないように支援することです。「脳の健康教室」（くわしくは、第4章をお読みください）を、その手段と位置づけています。

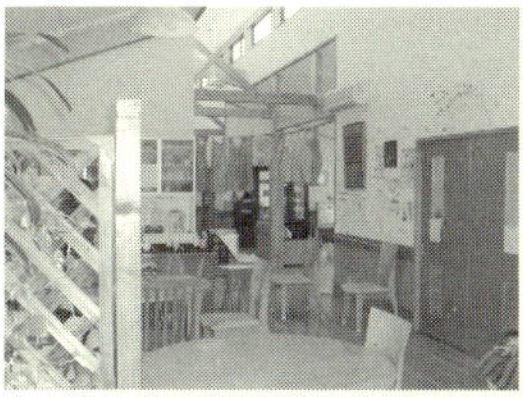

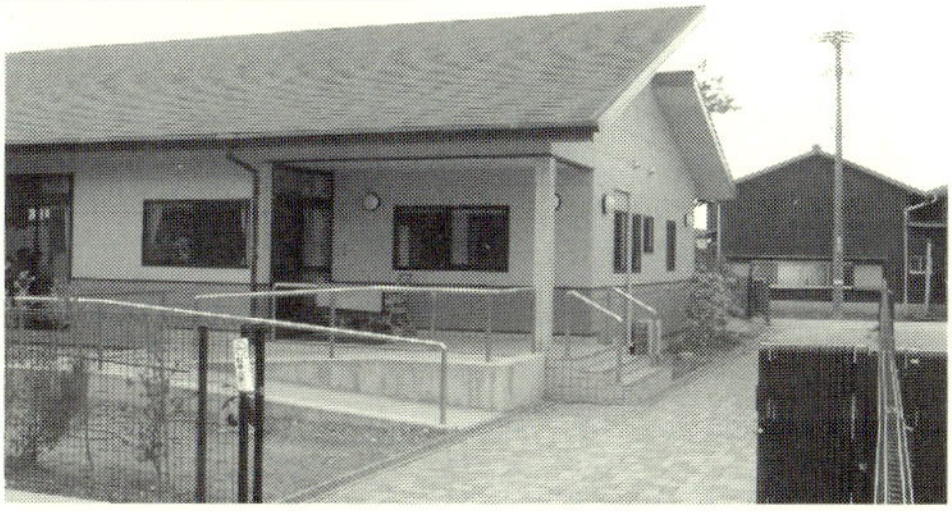

グループホーム「いこいの家」

小規模の施設では、学習療法を実施するにも、少人数での生活なりの工夫が生まれます。学習療法が生活に直結する生活プログラムを組みやすいということが、大規模の施設と大きく異なる利点です。つまり学習療法の応用プログラムが、生活の中できめ細かく組めるのです。それには、学習者の生活史（バックグラウンド）を細かく知ることが不可欠です。学習療法を生活に活かすためのプログラムづくりのヒントは、その人の生活史にあるといっても過言ではありません。つまり〝むかしとった杵柄〟をよみがえらせるような生活プログラムをつくり出すのです。

これを念頭に学習療法を実践すると、その人のバックグランドが現在の行動パターンになっていることが理解でき、結果的にスタッフは入居者のことをよく見、よく知るようになっていきます。よく見、よく知るために〝むかし語り〟のコミュニケーションから入ることもよくあります。そこから親しい関係、信頼関係が生まれ、おのずとコミュニケーション量も増えます。これらの循環でスタッフは、認知症であるがゆえの問題行動に対する固定観念を持たずに、ケアを考えるようになっていきます。学習療法を通じて、無意識のうちに学習者の残存機能を知り、学習者の可能性を信じるケアになってくるのです。

もう一つ大切にしていることは、家族への〝お知らせ〟です。居住施設に入居されている方の家族は、面会にも頻繁に来られます。それだけに、入居している身内の生活の変化にも敏感に気づきます。それが偶然の変化ではなく、学習療法を軸とした意図的な生活への関わりの結果であることを説明し、変化について理解していただくことで、家族との信頼関係はさらに深まっていきます。

国の施策により、様ざまな業種が手軽に、介護サービス事業に参入できるようになった昨今ですが、乱立する施設の中にあっても、このように家族との信頼を深める施設は、存在価値をも高めることになるでしょう。

## 在宅サービスの中での学習療法

介護度が重くなってくると、在宅で暮らし続けるためには一つのサービスだけではじゅうぶんでなく、複数のサービスをうまく組み合わせて支援することになります。

具体的に描くと、一週間のうち二日はデイサービスやデイケアを利用し、それ以外の日はホームヘルプ（訪問介護）なり訪問看護を利用。加えて介護者のリフレッシュも兼ねて一か月のうちショートステイを四、五回利用する、という具合に、介護度と介護者の状況などを考慮して利用をプランニングします。

そのような場合でも、希望される学習者には学習療法プログラムをつなぎます。道海永寿会でサービス管理をしている方の場合は、学習が途切れないよう、法人内のそれぞれの事業所が連携します。在宅で暮らし続ける学習者が、目標を失わないようにしてもらうためです。一日のうちの二〇～三〇分というわずかな時間ですが、それが学習者の楽しみであり、また、やり終えた満足感や、認知症予防を実践したという安堵感を覚えるなど、多くの意味合いを持つものです。

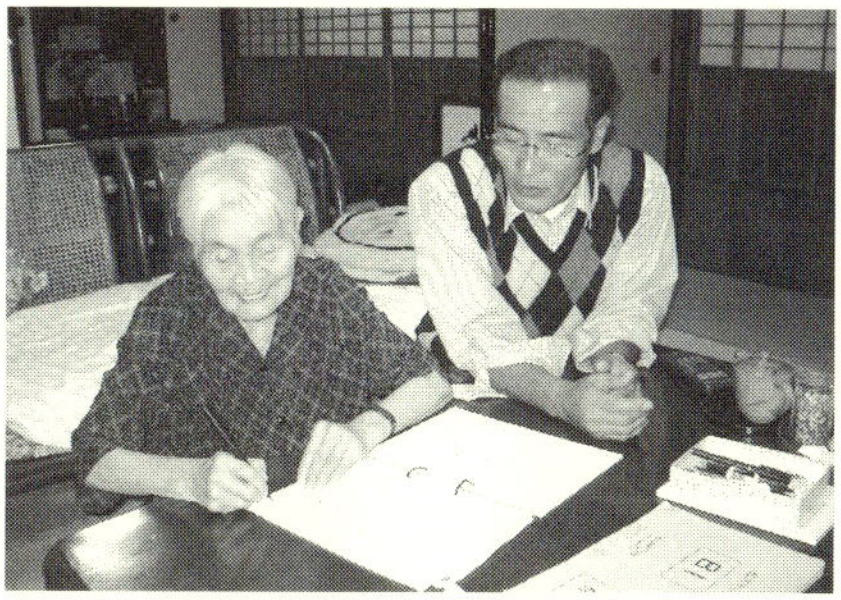

親子で取り組む宿題学習

# 第4章
# 認知症「予防」への広がり
## ～脳の健康教室～

くもん学習療法センター

## ■「認知症になりたくない」という動機

二〇〇一年九月から開始した認知症高齢者への実践研究により、学習療法が認知症の維持・改善に有効であることが確認されました。その研究結果を受けて、さらに私たちは健康な高齢者に対しても「読み書き・計算」の生活介入をおこなうことによって、認知症の予防ができるかもしれないと発想しました。

それを証明するために発足したのが、宮城県仙台市と東北大学との「学都共同研究プロジェクト」です。二〇〇三年一〇月に始まったこの脳ウェルネスプロジェクトは、私たちの期待を裏切ることなく、予想通りの成果を収めました。参加した高齢者の皆さんが生き生きと変化していくさまは、この研究に関わったすべての人々の確信を一層深めてくれました。

さらに研究のフィールドは東京都品川区や岐阜県へと移り、そこでも数々の研究成果を収めることができました。その輪はやがて、全国の地方自治体やボランティア団体へ広がっていこうとしています。

私たちはこの実践を、「脳の健康教室」と名づけました。

認知症の予防を目的とする「脳の健康教室」には、介護を必要としない健康な高齢者の皆さんが通ってこられます。参加者の多くの方々が「認知症になりたくない」「認知症で家族に迷惑をかけたくない」と口々に語ります。

まずは、「脳の健康教室」に参加された皆さんの声に耳を傾けてみましょう。

「二〇年前に、私の母親が認知症になってしまったのです。母親の世話をしている娘の私のこともわからず、私の顔を見て『どなたですか？』と言うんですね。そんな母を見ていて、あのような状態にはならないようにしたい、と思いました」

――東京都の教室に通う谷島浩子さん（仮名）

私たちは、「脳の健康教室」に参加された高齢者の方にアンケートをおこない、感想を聞くようにしています（アンケートの回答集計は167ページ参照）。

参加理由の第一にあがるのが、谷島さんのように「認知症になりたくない」という声です。高齢者は身近に、認知症高齢者の姿を多く見ています。家族、親戚、友人の認知症患者の状態を見て、「あのようになりたくない」と考えるのはもっとも自然な感情だといえます。

参加理由の二番目は、「勉強がしたかった」です。「読み書き・計算」が脳によい刺激になるという理由をあげる方がいるいっぽうで、大正・昭和という高齢者が生きてきた時代的な背景から、「勉強がしたかった」とする方も多くおられます。

岐阜県の横山静子さん（仮名）は、「私たちの世代は、戦争と終戦の混乱の中、満足に勉強ができずに過ごしてきました。戦後も日々の生活に追われ、机に向かうことが少なかったのです。この歳になって、このような機会に恵まれ、たいへん感謝しています」と感想を述べています。激動の時代をがむしゃらに生きてこられた高齢者の皆さんのおかげで、いまの日本の繁栄が築かれてきたことに思いを致すと、「勉強がしたかった」という言葉の一つにも胸が詰まる思いがします。

そして三番目・四番目の理由が、「友人づくり」「外出のきっかけ」です。住宅事情もあり、かつてのように大家族で生活する家庭はだんだん少なくなり、高齢者夫婦だけ、あるいは独居の世帯が多くなっています。それにともなって、地域における人間関係がだんだん疎遠になってきているため、高齢者の方々に「仲間をつくりたい」「ともに何かを実現したい」という気持ちを抱いている方が多い、ということではないでしょうか。

そこで、以上のような動機で始めた方が、参加後にどんな感想を持たれたかを聞いてみました。

「脳の健康教室に参加して、自分はまだまだだいじょうぶだと自信がつきました。それじゃあ、生き方を変えていこう。まず手始めに、私が住むこの地方は地震が多いから、いつ地震が来てもだいじょうぶなように古くなった家を改築しよう。女房との結婚記念日に台所を改築して、プレゼントして女房の喜ぶ顔を見たい」

宮城県に住むこの男性（七二歳）の声は、テレビ番組でも報道されましたが、教室に参加された多くの高齢者の声を代表したものといえるでしょう。

「参加後の生活に変化がありましたか」という質問に対しては、七四％の方が「変化があった」と回答しています。

その内訳を見ると、「変化あり」とした半数の方が「生活に張りができた」と答え、次いで「意欲がわくようになった」「気持ちが明るくなった」と、内面からの変化をあげています。

八五歳の参加者は、「週一回の教室からの帰りに、参加仲間と喫茶店に寄ってコーヒーを飲みながらおしゃべりをするのが楽しみ」と語っておられます。このように教室の参加者には、「読み書き・計算による脳の活性化」以上に、精神的な充実を感じている方が多いこともわかります。また、朝の連続ドラマが終わってからすぐに学習に取りかかるのが日課となり、生活が規則正しくなったと、生活習慣の変化

## 「脳の健康教室」参加者アンケートの集計結果

### Q. 参加の目的はどのようなことですか？

※複数回答

| | |
|---|---|
| 認知症予防 | 79% |
| 勉強がしたかった | 35% |
| 友人をつくるため | 17% |
| 外出のきっかけ | 15% |
| 友人に誘われた | 13% |
| その他 | 8% |
| 毎日退屈だから | 6% |

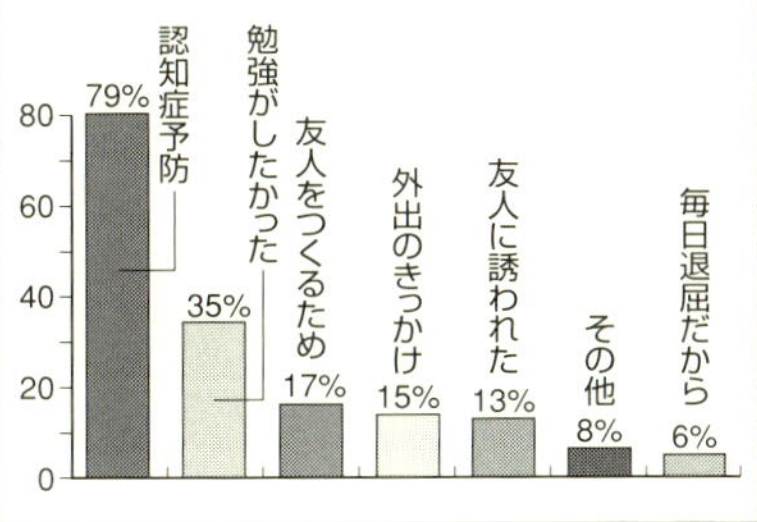


### Q. 教室の満足度はいかがですか?

| | |
|---|---|
| 大いに満足 | 45.3% |
| 満足 | 49.3% |
| どちらでもない | 5.1% |
| 不満 | 0.3% |
| 大いに不満 | 0.0% |

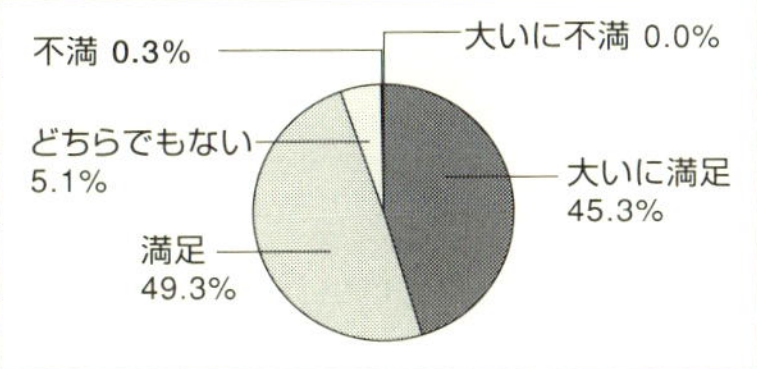


### Q. 参加後の生活に変化がありましたか?

| | |
|---|---|
| あった | 73.7% |
| 特にない | 26.3% |

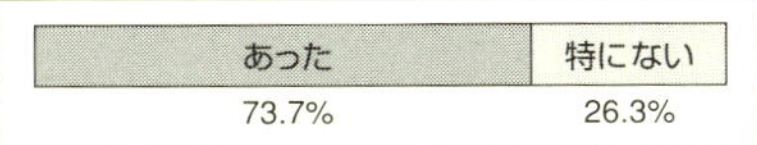


### Q. どのような変化がありましたか?

※複数回答

| | |
|---|---|
| 生活に張りができた | 50% |
| 意欲がわくようになった | 29% |
| 気持ちが明るくなった | 27% |
| 友人ができた | 25% |
| その他 | 14% |
| 物忘れをしなくなってきた | 12% |

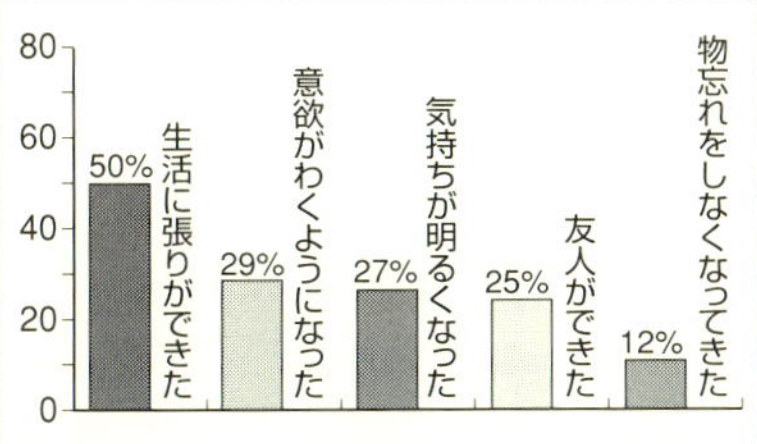


### Q. 半年以降も学習の継続を希望しますか？

| | |
|---|---|
| 希望する | 59.6% |
| 希望しない | 17.7% |
| わからない | 22.7% |

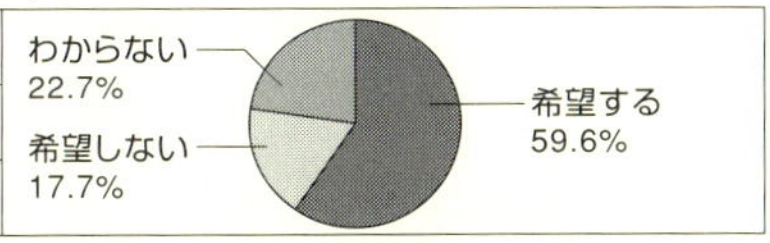


●回答数：297件　●平均年齢：74.3歳（男性75.0歳、女性74.1歳）
●男女比率：男性26.9%、女性73.1%　●アンケート集計教室：12教室

をあげる方もいます。

## 認知症維持・改善の研究から「認知症予防」の研究へ

では、「脳の健康教室」がどのようないきさつを経ていまに至ったのか、その経緯を追ってみることにしましょう。

「脳の健康教室」の大きな目的である、健康な高齢者をいかにして認知症から守るかという研究は、二〇〇三年一〇月、宮城県仙台市の宮城野区鶴ヶ谷地区で始まりました。この地区は、市内でも高齢化が進んでいる地域です。

認知症高齢者への効果が実証された学習療法を、健康な高齢者の認知症予防に応用しようとする試みで、「脳ウェルネスプロジェクト」と名づけられました。鶴谷小学校と鶴谷東小学校の二校を学習の場として、地域の健康な高齢者一二五名に協力いただき、一年間にわたって研究がおこなわれました。

参加された高齢者には、学習を開始する「前」と「半年後」、「一年後」の三回にわたってMMSEとFABの検査を受けていただきました。先の半年間に参加(終了後の半年間は待機期間となる)した前期グループ六三名と、半年の待機期間を置いてから参加した後期グループ六二名の検査結果をグラフにしました。

**仙台市と東北大学との「脳ウェルネスプロジェクト」**

| | |
|---|---|
| 研究開始 | 2003年10月 |
| 研究対象者 | 前期学習群：63名（平均年齢75.2歳）<br>後期学習群：62名（平均年齢75.4歳） |
| 学習方法 | 読み書き・計算とも小学校３年生程度までの教材を１日平均15分程度、毎日学習する。そのうちの週１回は小学校の会場で学習し、他の日は自宅で学習する。 |

ここからわかることは、

①学習をすると認知機能は低下することなく維持され、前頭葉の働きはよくなる

②何もしないで生活していると、認知機能は半年の間にゆるやかに低下する

③半年間待機をしていた人が学習を開始すると、認知機能の低下が止まり、前頭葉の働きは前期の学習参加者と同じ傾向をたどってよくなる

ということでした。

そして、もう一つわかったことがありました。それは、前期に学習したグループには、その後も学習を続けるようにとの助言はしなかったのに、さらに前頭葉機能が向上し続け、プロジェクトを始める前よりもずいぶん働きがよくなっている、ということです。学習を用いた半年間の「生活介入」をおこなうと、文字を読むことや数に触れるという生活習慣ができて、それを無意識のうちに生活に取り入れていることを、この結果は示しています。

このような統計的な成果だけではなく、学習に参加した全員の方が「楽しかった」と感想を述べられたことも、私たちにとっては数値以上の大きな成果となりました。

●脳ウェルネス12か月間の成果

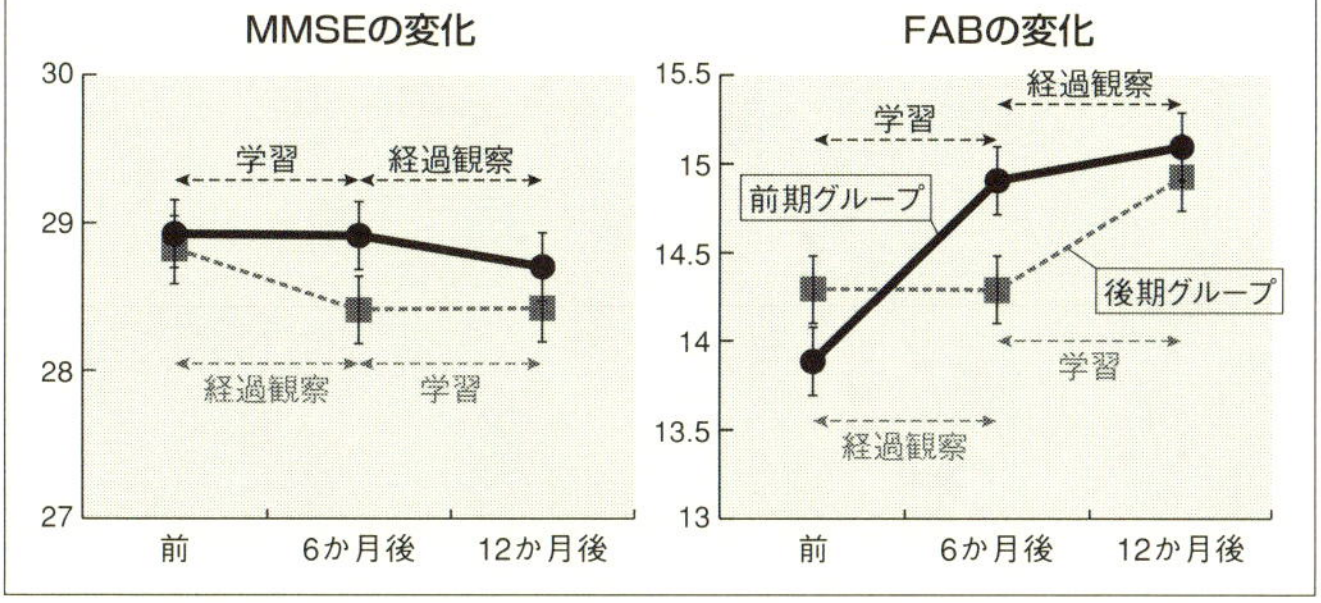

## 軽度認知障害疑者が半年で正常値に変化

「脳ウェルネスプロジェクト」の開始翌年の二〇〇四年七月、東京都品川区と岐阜県は仙台の研究成果を受けて、認知症予防の実践研究を開始しました。品川区荏原地区の「いきいき脳の健康教室」と、岐阜県大垣市内での「脳の健康道場」です。品川区では、定員三〇名のところに七〇名もの応募があり、認知症予防への関心の高さがうかがえました。

私たちは、品川区や岐阜県でも仙台と同じく参加者にご協力いただき、ＭＭＳＥとＦＡＢによる脳機能検査をおこないました。その結果、学習開始時と半年後の検査によって、それぞれの会場とも仙台と同じように、読み書き・計算の学習で脳機能の維持・改善ができることを証明しました。

同時に、また新たな発見がありました。品川区、岐阜県とも学習参加者の中に、

●6か月間の学習によるMMSE得点とFAB得点（岐阜県）
※対照群は「脳ウェルネスプロジェクト」のデータ

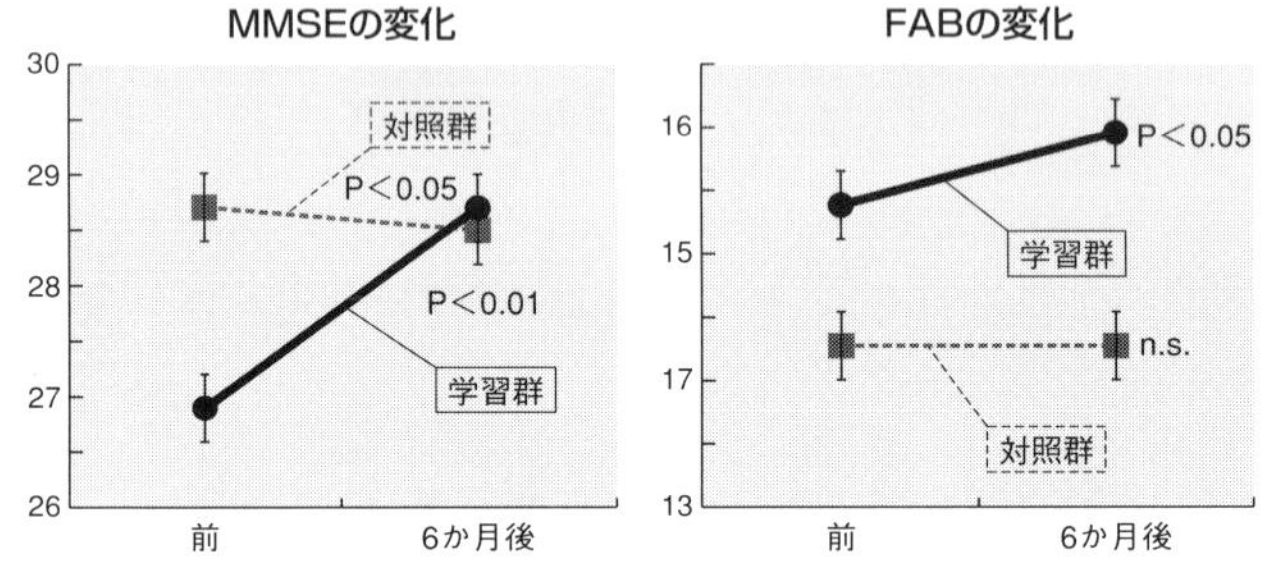


●6か月間の学習によるMMSE得点とFAB得点（品川区）

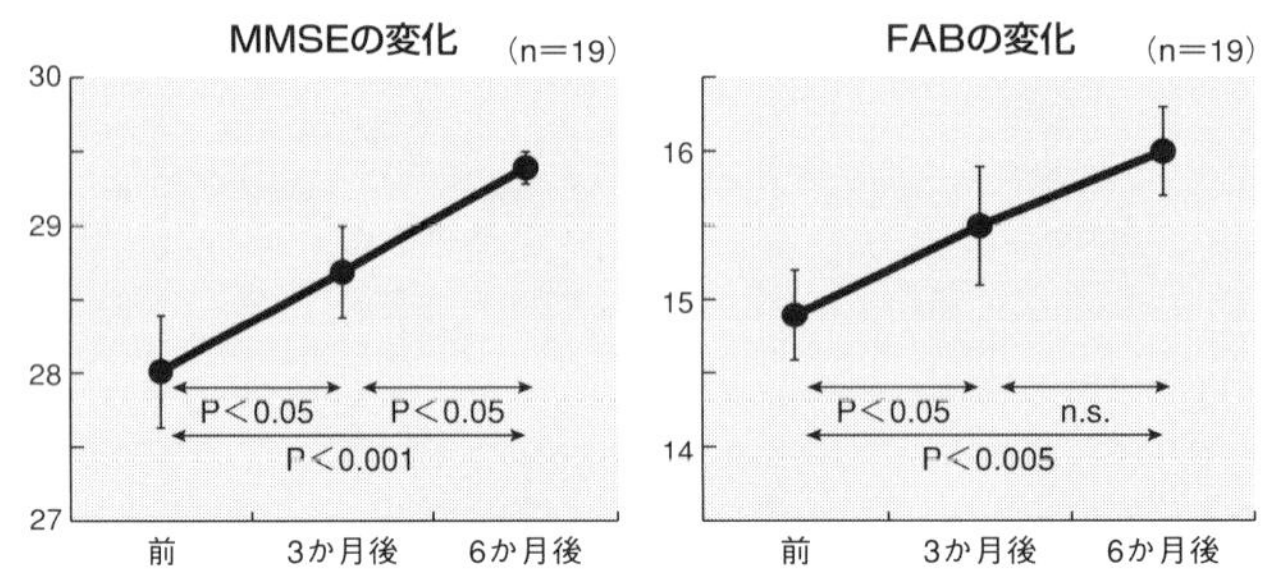

ご愛読ありがとうございます。これからも、良い本を作っていきたいと思います。ぜひ、あなたの感想をおきかせください。お願いいたします。

**1** この本とは、どのようにして出会いましたか？

1．広告を見て　（　　　　　　　　　　）
2．書評・紹介記事を見て（　　　　　　　　　　）
3．人からすすめられて　　4．カタログを見て
5．書店で見て　　6．図書館で見て
7．その他（　　　　　　　　　　）

**2** 学習療法へのご意見や感じたことを、お書きください。

**3** いままで読まれた本の中で、いちばんの愛読書は？

**4** いま、もっとも興味をもっていらっしゃる著者は？

**5** 今後、どのようなテーマの本を読んでみたいとお思いですか？



どうもありがとうございました。

郵便はがき

102-8180

おそれいりますが、
50円切手を
お貼りください。

東京都千代田区五番町3-1
五番町グランドビル 3F
（株）くもん出版
一般書
アンケート係行

34180 学習療法の秘密

| | |
|---|---|
| フリガナ | |
| お名前 | |
| ご住所 | 〒 都道府県 |
| | |
| ご連絡先 | TEL （ ） |
| Eメール | @ |

手紙やメールにて、くもん出版のご案内や商品情報をお送りしてもよろしいでしょうか?
（ はい ・ いいえ ）

ご愛読ありがとうございます。ご意見・ご感想をお聞かせください。
「愛読者アンケート」は、弊社内で今後の商品企画の参考とさせていただき、他の目的には一切使用いたしません。（商品情報お届けに際して、個人情報保護の取り決めをかわした発送代行業者に、業務を委託する場合があります。）
お客さまの個人情報の訂正・削除につきましては、下記の窓口までお申しつけください。

くもん出版お客さま係 千代田区五番町3-1
0120-373-415（受付時間 月～金 9：30～17：30 祝日除く）
E-mail info@kumonshuppan.com

軽度の認知障害（ＭＣＩ：Mild Cognitive Impairment）の疑いがある方がおられる、ということがわかったのです。軽度認知障害の疑いとは、三〇点満点のＭＭＳＥ検査で二六〜二二点に分布する方をさします（二一点以下は認知症の疑い）。

そして半年間の学習の後、品川区では該当の七名全員が、大垣市では二〇名中一八名が正常値に戻るという、驚くべき結果を示すことができました。

この結果から、「読み書き・計算」の学習が軽度認知障害疑者の脳機能の改善にもきわめて有効であることが証明されました。

品川区と岐阜県ではその翌年から、さらに実施会場を広げて「脳の健康教室」を展開し、福祉行政の施策にしています。

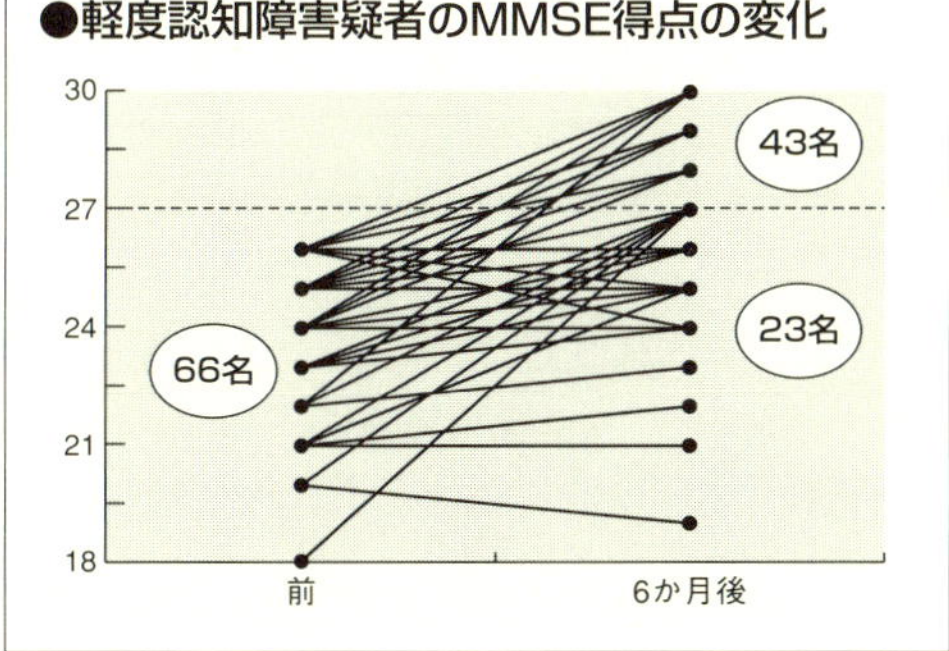


下のグラフは二〇〇四・二〇〇五年度の二か年の、岐阜県での改善状況をあらわしたものです。一一市町村・二五八名の研究協力者のうち、軽度認知障害疑者に該当する人が六六名（全体の二五・六％）を占め、そのうち六五・二％にあたる四三名の方が半年の学習で正常値に戻ったことを示しています。

東北大学医学部の追跡調査によると、軽度認知障害疑者のうち二割が一年以内に認知症の症状を発症している、という調査結果もあります。「脳の健康教室」によって多くの高齢者を認知症から救うことができるならば、介護保険・医療保険に与える経済効果が多大なことは、容易に想像できるのではないでしょうか。

このような研究成果がマスコミ報道されることによって、全国の地方自治体やボランティア団体など、多くの方々からの問い合わせが寄せられるようになりました。しかし、「脳の健康教室」の取り組みは、全国的な規模ではまだまだ端緒についたばかりです。私たちは、もっと広く多くの方に「脳の健康教室」の実際を知っていただきたいと願っています。

## 「脳の健康教室」の実際

教室は週に一回、午前または午後の約三時間開かれます。参加者はこの時間内の指定された約三〇～四〇分間、学習と学習サポーターとの会話を楽しみます。学習サポーターとは支援者のことで、その役割は後ほどご紹介します。

教材は小学一～三年生程度の、やさしい読み書きと計算の教材です。小学低学年程度といっても、高齢者のために独自に開発し、とくに視力などに配慮した教材です。読み書き教材は、内容的にも楽しく読み進んでいくことができる「旅行記」や「日記」などで構成されています。

教室のない日は、毎日一〇分程度でできる、自宅学習（宿題）の教材でのトレーニングをおこないます。学習期間は六か月を一区切りとして、土曜日・日曜日も含めて毎日の生活リズムの中に取り入れていただきます。

参加者の平均年齢は七五歳ですから、このような学習を毎日おこなうことは六〇年～七〇年ぶりで、「小学校に入学したみたい」と多くの方が新鮮な気

●1週間の学習（火曜日が教室の場合）

| 火 | 水 | 木 | 金 | 土 | 日 | 月 | 火 |
|---|---|---|---|---|---|---|---|
| 教室 | ←------------自宅で学習------------→ | | | | | | 教室 |
| 読み書き<br>計算<br>すうじ盤 | 教室日に6日分の自宅学習教材（読み書き教材・計算教材）をお渡しします。 | | | | | | 読み書き<br>計算<br>すうじ盤 |

分を味わっておられます。

参加者の感想は、
①やさしい読み書きや計算だから続けられる（難しいものなら続けられない）
②毎日一〇分程度だから、気持ちの上で負担にならない
というもの。「無理がないから続く」ことが、「続けるから効果がある」ということへと好循環を生み出している、といってもよいでしょう。

また、終わりなく学習し続けるというものではなく、六か月という期間の目標も、「よし、がんばろう！」という気持ちを引き出しています。

学習開始前、たとえ「半年の学習ですよ」と申し上げても、参加者の多くの方が気持ちの片隅に少し長いという印象を抱かれるようです。しかし二か月、三か月と経過するうちに、生活の一部として学習自体が楽しみになり、終わりに近づくにつれて、「もっと続けてやりたい」という気持ちに変わっていくようです。参加者へのアンケートでも約六割の方が、「さらに続けて学習したい」と答えています。

私たちはこうした現状から、「脳の健康教室」主催者には、希望者が継続して学習できる教室運営をお勧めするとともに、さらに多くの方に学習の場を提供していただくよう、よびかけています。

## 地域のボランティアが学習サポーター（支援者）

では、なぜ参加された高齢者がこんな気持ちになってくるのでしょうか。その秘密は、学習の仕組みだけではありません。高齢者のやる気の演出には、学習を支援する「学習サポーター」が大きな役割を果たしています。

学習サポーターは、地域のボランティアの皆さんです。年代的には、三〇歳代から五〇歳代の方で占められています。学習参加者のいわば子や孫の世代の方が、地域の高齢者を応援（支援）する役割を買って出ておられます。

「サポーターの明るさは、気分を若返らせてくれる」
「サポーターの方との会話が毎回楽しみ」
「サポーターに会うのが楽しみで、通ってこられた」

このように、日々の学習に対して励ましてくれたり、話を聞いてくれるサポーターがいるからこそ、毎日の学習に弾みがつくのです。

いっぽうで、学習サポーターに感想を聞くと、こんな答えが返ってきます。

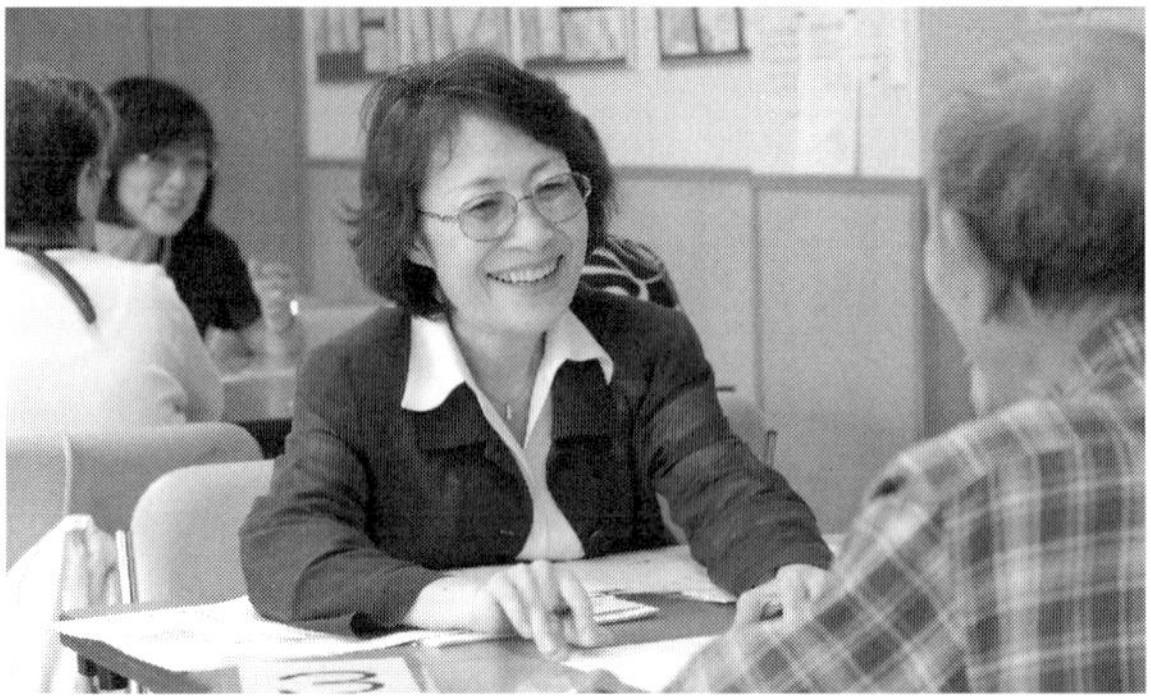

「最初は、世代の離れた私と話題も合わないし、どんな話をしてよいのか不安だらけでした。でもそんな不安は、教室がスタートする前だけでした。学習参加者の皆さんは近くにお住まいの方ばかりですので、どこにお住まいですか、といった会話からすぐに打ち解けてくださり、学習時間内に話題が終わらないくらいです」

「たまたま町でお会いしたときには、気軽に声をかけてくださり、先輩のお友だちができたようで、とてもうれしく思います」

同じ地域の中で、高齢者とサポーターとの心温まるふれあいが生まれてきています。東京・品川区の学習サポーターは、次のように感想を語っています。

「参加者の皆さまからいろいろなお話をうかがうことで、自分が知らないことがいっぱいあることに気づきました。高齢者の方が大きな人生の財産を持ちながら歳を重ねてこられていることが、自分自身の人生勉強になりますし、これから先どのように生きていかなければならないか、ということの気づきもいっぱいいただきました。そして、歳を取っていくことはけっして怖いことではない、とだれもが思える社会をつくっていくことが、私たちに与えられた使命だと改めて深く考えることができました」

日本社会全体が高齢化していく中で、「脳の健康教室」における世代を越えた交流は、「これからの地域社会はどのようにあるべきか」という問いに、大きなヒントを投げかけています。こうした「脳の健康教室」を通じた地域コミュニティについては、後ほど触れることにします。

## 「脳の健康教室」での学習の流れ

先ほども簡単に述べましたが、学習参加者は教室に一週間に一回、この日を楽しみにして通ってこられます。なかには、宿題をやろうと思ったら教材がないため「そうだ、今日は教室がある日だった」と気づく、という会話をよく耳にします。これは、毎日の学習習慣がついた証拠です。

それでは、教室の一日を順を追って説明します。

**①入室**

教室には、指定された時間までに入室します。大半の方が、指定の時間の一〇分前までには入室されます。

**②交流コーナーで一息**

学習時間になるまで、用意されたお茶やお菓子を前に、参加者の仲間と楽しく懇談します。

**③着席**

学習サポーターと参加者の席はいつも同じで、「指定席」です。このときサポーターは、二人の学習者に接します。回を重ねるにしたがって、このサポーター一人対学習者二人の関係が、お互いのコミュニケーションを深めていきます。

**④自宅学習（宿題）の振り返り**

一週間分の自宅学習の振り返りをします。旅行に行った思い出など、一週間にあったことを交えながらの会話が弾みます。

**⑤今日の学習**

当日分の学習をします。学習内容は次の通りです。

- 三〜五分程度の読み書き教材の学習
- 三〜五分程度の計算教材
- 三〜五分程度のすうじ盤学習

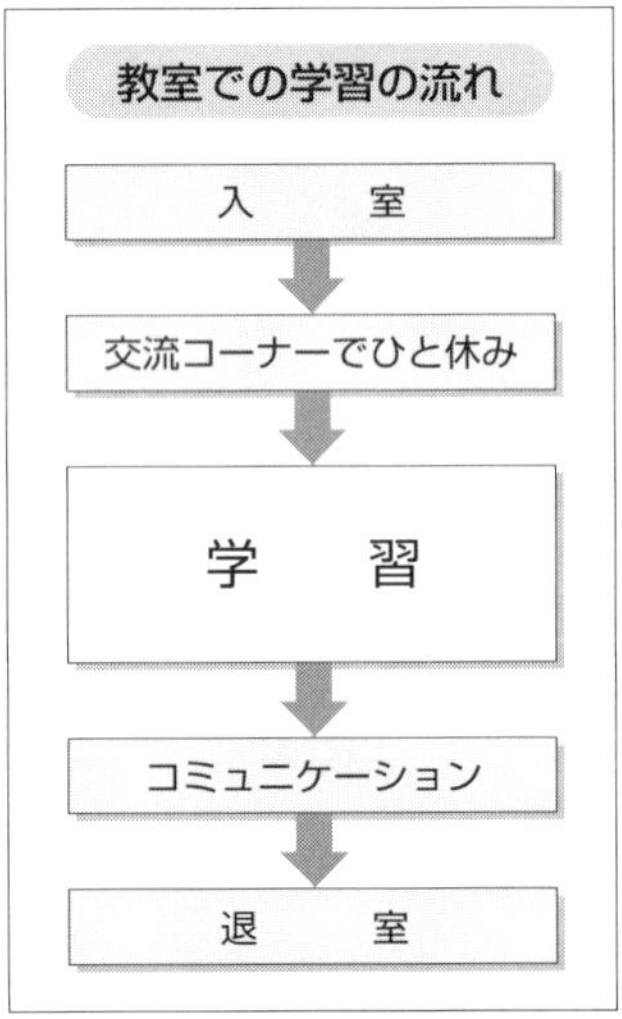


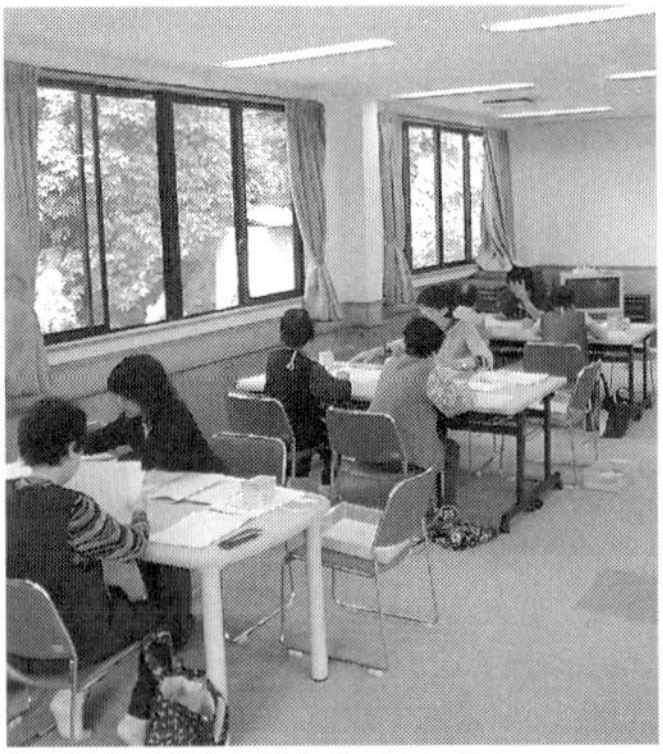

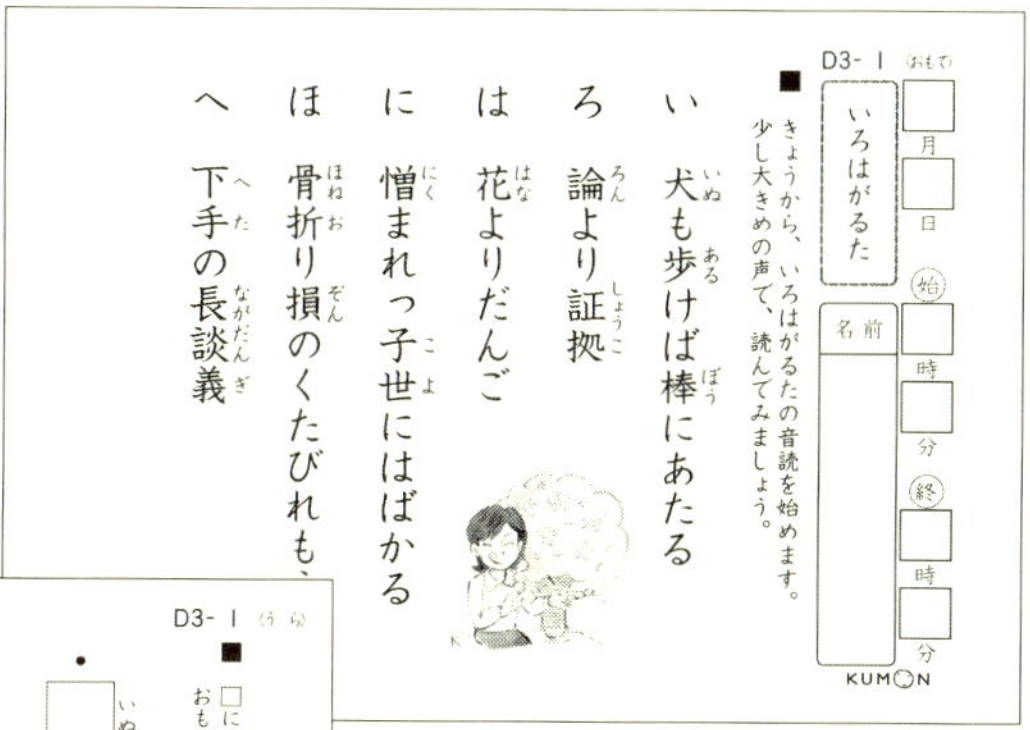
D3-1 (おもて)

■ きょうから、いろはがるたの音読を始めます。少し大きめの声で、読んでみましょう。

いろはがるた

月 日 始 時 分 終 時 分

名前

い 犬《いぬ》も歩《ある》けば棒《ぼう》にあたる

ろ 論《ろん》より証拠《しょうこ》

は 花《はな》よりだんご

に 憎《にく》まれっ子《こ》世《よ》にはばかる

ほ 骨折《ほねお》り損《ぞん》のくたびれも

へ 下手《へた》の長談義《ながだんぎ》

KUMON

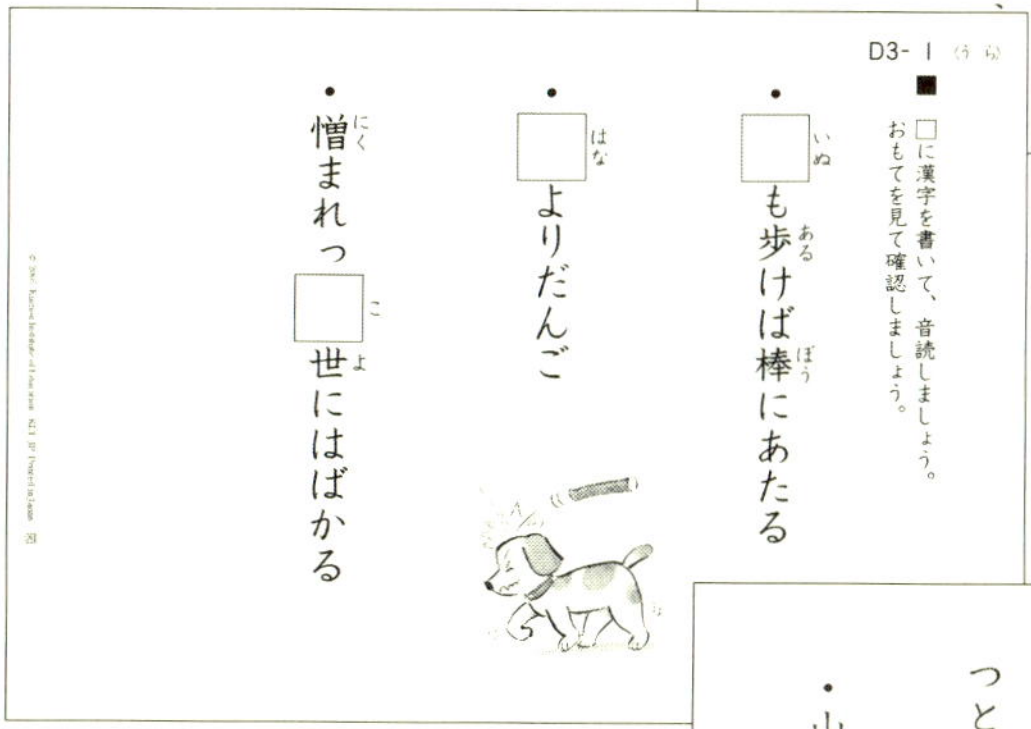
D3-1 (うら)

■ □に漢字を書いて、音読しましょう。おもてを見て確認しましょう。

・□《いぬ》も歩《ある》けば棒《ぼう》にあたる

・□《はな》よりだんご

・憎《にく》まれっ□《こ》世《よ》にはばかる

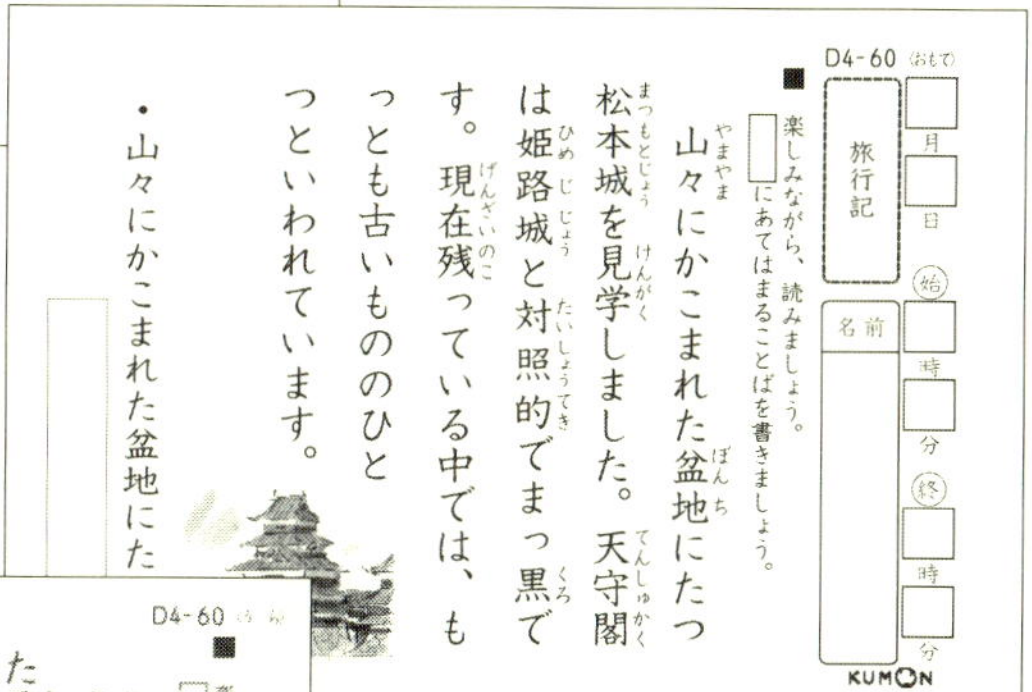
D4-60 (おもて)

■ 楽しみながら、読みましょう。□にあてはまることばを書きましょう。

旅行記

月 日 始 時 分 終 時 分

名前

山々《やまやま》にかこまれた盆地《ぼんち》にたつ松本城《まつもとじょう》を見学《けんがく》しました。天守閣《てんしゅかく》は姫路城《ひめじじょう》と対照的《たいしょうてき》でまっ黒《くろ》です。現在残《げんざいのこ》っている中では、もっとも古いもののひとつといわれています。

・山々にかこまれた盆地にた □

KUMON

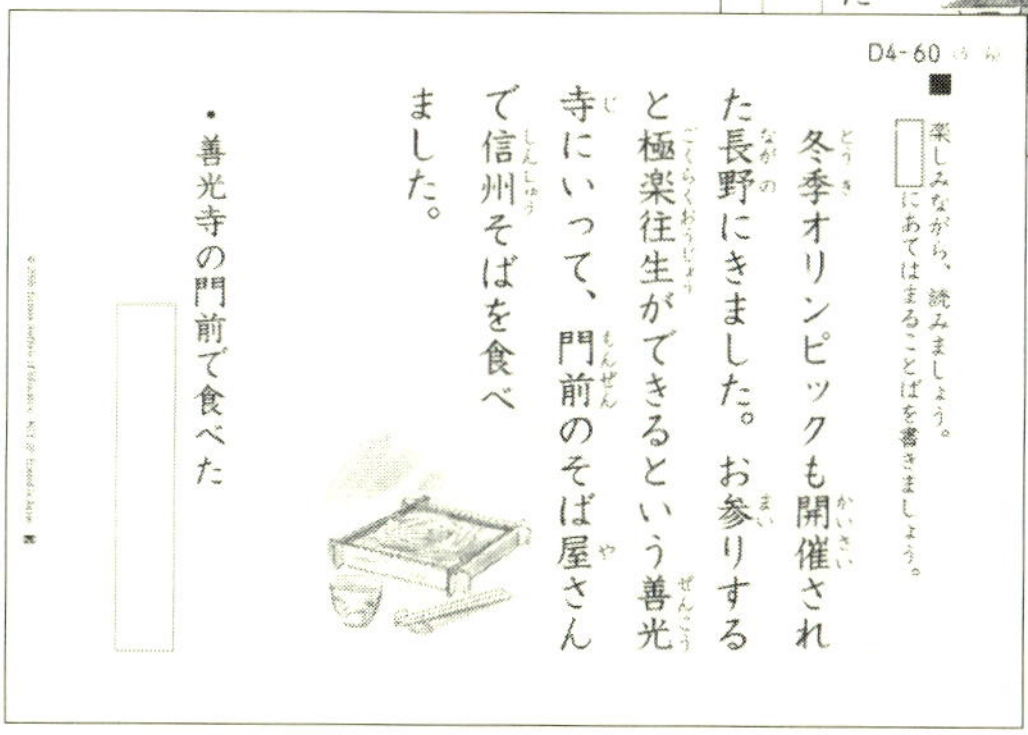
D4-60 (うら)

■ 楽しみながら、読みましょう。□にあてはまることばを書きましょう。

冬季《とうき》オリンピックも開催《かいさい》された長野《ながの》にきました。お参《まい》りすると極楽往生《ごくらくおうじょう》ができるという善光《ぜんこう》寺《じ》にいって、門前《もんぜん》のそば屋《や》さんで信州《しんしゅう》そばを食べました。

・善光寺の門前で食べた □

教材の見本

一人のサポーターが対応する二人の参加者の学習内容が同時に重ならないよう、順序をちがえて学習します。学習の時間は、約一〇～一五分程度です。

⑥コミュニケーション

当日分の学習が終わったら、その日の学習を振り返りながらコミュニケーションを取ります。読み書き教材の「旅行記」や「日記」などは、コミュニケーションを活発にする材料にもなります。すうじ盤は「前回より、〇〇秒も早くできた」などと、参加者のチャレンジ意欲を高めてくれます。

⑦一週間分の自宅学習教材（宿題）受け取り

学習サポーターは「また来週もお待ちしています」と、次回の教室の日までの毎日の教材を渡して終了します。

⑧交流コーナーへ、そして退室

すべてが終わったら、また交流コーナーにご案内します。

以上が、入室から退室までの流れです。一人の参加者の入室から退室までの時間は、交流コーナーでのおしゃべりを含めても四〇分から一時間程度です。

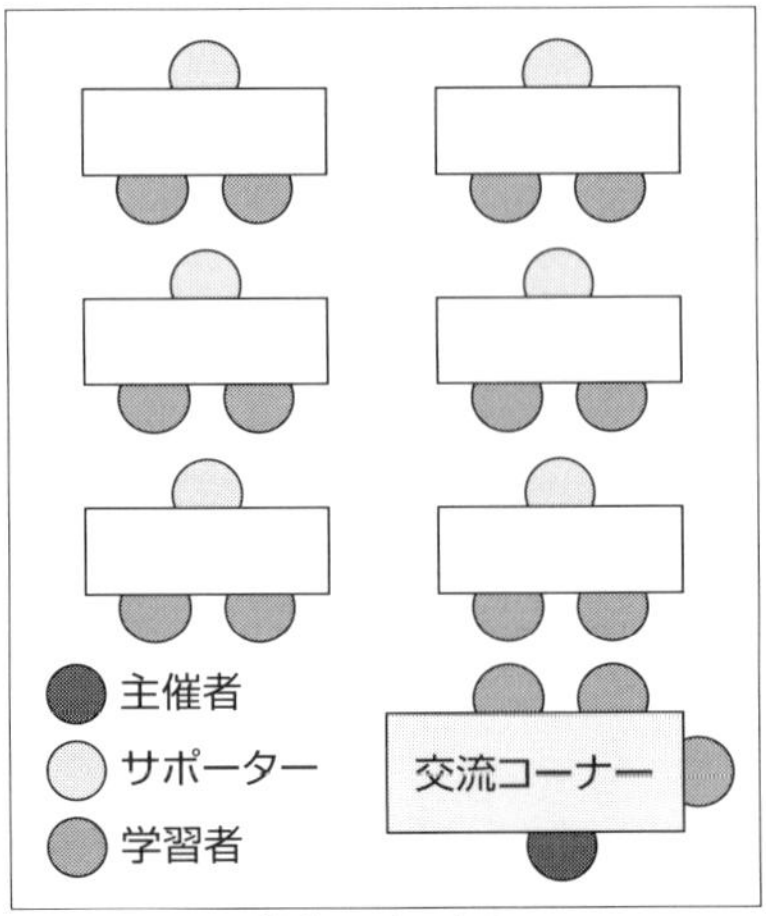

教室レイアウト

## 自宅での毎日学習が生活リズムを整える

学習参加者は、自宅学習教材（宿題）を土・日曜日も含めて毎日学習します。学習は、読み書き教材と計算教材の二種類。毎日学習するといっても、せいぜい一日一〇分程度の学習ですから、八割以上の方が学習を「たいへんと感じない」とアンケートに答えています。
参加者には教室が始まるときに、次の三つの約束を守っていただきます。
①毎日、なるべく学習に取りかかる時間を決める（朝の連続ドラマが終わったら取りかかるなど、時間の目安を決めると習慣がつきやすい）。
②教材は薬と同じで、決まった分量を毎日分けて学習する（体調が悪いなど、不調のときは無理をしない）。
③自宅学習（宿題）が終わったら、自分で答え合わせをする。
この約束は、学習を生活習慣の一部にすることで、前頭前野の活性化を促すという効果だけではなく、生活のリズムを取り戻す効果も生んでいます。独り住まいの高齢者の中には、寝起きの時間をあまり気にすることなく、気ままな生活を送っている方も少なくありません。毎日の日課の一つとして学習に取り組むことは、規則正しい生活のリズムを取り戻すことに一役買っているともいえます。

## ■「脳の健康教室」の目的

ここまで「脳の健康教室」の様子を紹介してきましたが、何を目的としているかについてまとめてみましょう。

「脳の健康教室」の目的は、次の三点です。

### 目的1「脳の健康維持」

「脳の健康教室」は、高齢者が「読み書き・計算」を生活の中で習慣化することによって、脳の健康の維持・向上を図り、認知症の予防をめざします。

## 目的2 「学びを通した人と人との交流・生きがいづくり」

「脳の健康教室」は、学習者同士や学習サポーターとの「学び」を通した交流の場でもあります。自宅での学習だけでなく、教室で仲間や学習サポーターと会話しながら学習することによって、楽しく続けることができ、新たな生きがいが生まれます。

## 目的3 「明るく活力ある地域社会づくり」

「脳の健康教室」は、高齢者が社会の一員として自分らしく生き生きと生きていける地域社会づくりをめざします。なかには、高齢者の豊かな経験や知識を「地域の力」として、子どもも含めた世代間交流に取り組んでいる地域も生まれています。

高齢者の中には、目が不自由になって新聞を読む習慣もなくなり、文字から離れた生活を送っている方がたくさんおられます。また耳が遠いために、他の人と会話を交わすことも少なくなったという方もいらっしゃいます。そんな方々に、「認知症予防」のための具体的な方法をお知らせし、学習機会を提供していくことはたいへん重要です。

しかし、それだけではじゅうぶんではありません。いくら「読み書き・計算」が脳の活性化のためによい効果を生むといっても、一人きりで家にこもってトレーニングに励むことがそう長続きするものでもなく、習慣にすることは難しいでしょう。たとえ週に一回でも教室に通い、仲間と話をしたり、学習サポーターからの応援や励ましがあるからこそ、学習を続けることができるのです。学習を継続するためのモチベーション（意欲）を持続するためにも、「学び」をきっかけとしたコミュニティの存在は欠かすことができません。伴侶を亡くされて少しふさぎこんでいた方が、地域の人々が集う場に出てくるようになって笑顔を取り戻すとか、しばらく体調不良で外出を控えていた方が元気になり、声に張りも出てくる様子は、学習サポーターにも元気を与えてくれます。

そして、こうした「学び」の機会を通じて同じ地域に住む人々との交流が生まれ、趣味を同じくする仲間とのサークル活動やサロンに参加する方も増えています。「脳の健康教室」を終えた人の中には、幼稚園の読み聞かせボランティアに参加するようになったり、誘われて地域の防犯パトロールに参加する方も生まれました。また、高齢者の介護施設に傾聴ボランティアに出かけるようになった方も出てきました。「脳の健康教室」には高齢者自身の老化予防のためだけでなく、高齢者の社会活動への参加の場、きっかけづくりの場という意義もあるのです。

## 様ざまな地域での取り組み

二〇〇六年度からの新介護保険制度のスタートに先立ち、東京都品川区では、高齢者にとっていかに魅力的な行政サービスを提供するかを模索してきました。

「介護保険で、要介護になってからの対応は、ある程度できたわけです。要介護にならないためのどういう社会的仕組みが必要かというのが、いまのテーマです。身体的な問題と、脳の問題と、心の問題、つまりふれあうとか、身体プラス心、脳プラス心、その組み合わせで、どんな事業が参加する人に魅力的か、それが重要です」(『川島隆太の脳の老化は自分で防げる』講談社より)

品川区は二〇〇四年度に荏原地区で、初めての「いきいき脳の健康教室」をモデル実施し、二〇〇五年度は区内三会場に、二〇〇六年度は四会場に拡大し、二〇〇七年度はさらに新たな会場を加えて、より多くの区民に対する予防サービスを提供しようと計画しています。とくに二〇〇六年度からは、特定高齢者も含めた認知症予防事業としての取り組みも実施しています。その他、岐阜県では県内の大半の市町村に、「脳の健康教室」の実施をよびかけています（※全国の「脳の健康教室」の実施状況は、くもん学習療法センターのホームページをご覧ください）。

多くの地方自治体・ボランティア団体が、認知症予防事業という枠組みでの「脳の健康教室」の実施に踏み切っていますが、その他の特色ある取り組みをご紹介しましょう。

福島県の須賀川市は「地域の子どもたちの安全・安心づくり」という観点から「脳の健康教室」を実施しています。須賀川市中央公民館は、二〇〇五年度から須賀川市立第一小学校で「読み書き計算学校」と名づけて教室をスタートしました。

そもそもの起こりは、市内の小学生の誘拐事件がきっかけでした。事件は、翌日に解決し大事には至りませんでしたが、静かな地方都市で起こった事件は市内に大きな波紋をよびました。マスコミ報道にもあるように、いまや全国的に子どもたちの安全が脅かされています。もはや日本では、かつてのような「安全な国」という神話が崩れ去ってしまいました。なかには、殺人にまでおよぶ事件も起こっています。須賀川市もその例外ではなかったのです。ＰＴＡの役員でもあった中央公民館の平川昭二さんをはじめとする父親・母親世代の有志は、川島隆太教授の助言を得ながら、地域の高齢者の力を借りて子どもたちの安全を確保しようと立ち上がりました。

その活動は、

①学校の空き教室で午後から始まる「読み書き計算学校」に、地域の高齢者が参加する

②学習終了後に、子どもたちのクラスで交流活動をおこなう

③高齢者と子どもたちがいっしょに、自宅近くまで下校するというものです。その意義について平川さんが語ってくれました。

「高齢者の方には認知症予防という目的で、そして『地域の高齢者』と『サポーター役の世代とその子どもたち』の三世代が交流する機会として、さらに下校時には地域のお年寄りと町内までいっしょに帰ることによって、子どもたちの安全が守られる。まさに『一石三鳥』です」

須賀川市の活動は、高齢者にとっては「地域の子どもたちの安全は自分たちが守っている」という自負にもなっています。また、高齢者が「読み書き・計算」をおこなっている姿は、子どもたちに対して「学ぶ」ことの大切さも示しています。

須賀川市のこうした動きは、二〇〇六年度は第一小学校をはじめ、四会場で実施されました。今後も広がっていく予定です。この取り組みは、子ども世代までを含めた地域社会のあり方についてのとてもよい手本であるとともに、世代を越えた地域の力をどのように育てていくかを考える上で、示唆に富むものと言えるのではないでしょうか。文部科学省では、『文部科学時報』や「地域で子どもを見守る全国ネットワークシステム」などで須賀川市の事例を紹介しています。

国立社会保障・人口問題研究所は、二〇五五年までの日本の将来推計人口を発表しました。

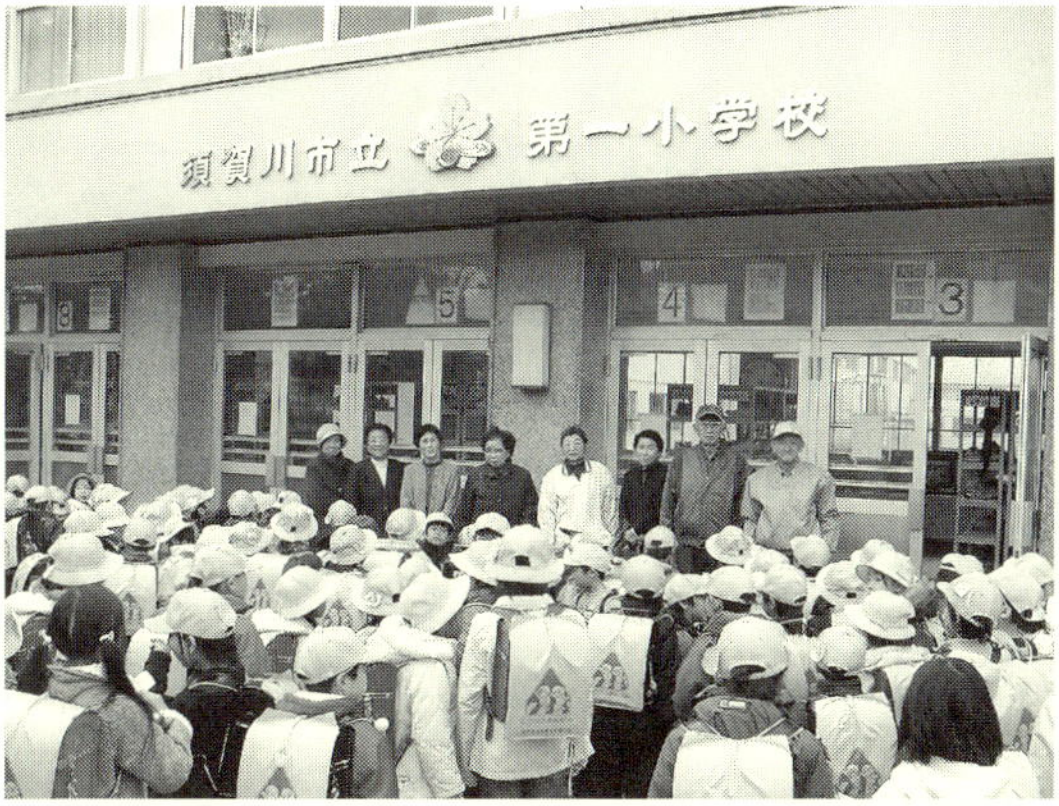

二〇五五年、日本の総人口は八千九九三万人と現在より三千万人以上も減少し、六五歳以上の人口が四〇・一％へ倍増するという、かつて世界のどの国も経験したことがない「超高齢社会」の訪れを予告しています。

すなわち、高齢者自身が社会の一員として健康で生き生きと「積極的に社会参加をしていく」という世の中に変えていかなければなりません。さもなければ、医療・介護の社会保障制度をはじめとした社会の仕組みを維持していくことが困難な時代を迎える、といっても過言ではありません。

「脳の健康教室」は、認知症予防の方法を提案するにとどまることなく、世代を越えた地域の人々が高齢化という現実とどう向き合っていくかというテーマに、重要なヒントを与えているのではないでしょうか。

# あとがき

くもん学習療法センター　代表取締役社長　**杉本幸司**

私が川島隆太教授をリーダーとする共同研究の正式メンバーの一員になったのは、まさに学習療法研究プロジェクトがスタートした二〇〇一年九月のことでした。

そもそも、子どもたちのために、より健全な脳の発達や教育のあり方を研究していく中で生まれた仮説――「高齢者の方々にとって、音読や計算により前頭前野が活性化することで、その機能を高めることができるのではないか」――この検証は、「永寿園」をはじめとする現場での実践を経て、「学習療法」という新たな価値を創造し、当初の予測をはるかに超えた大きな意義を世の中へ示すことになりました。

そして、この五年間、新聞、テレビ、雑誌など数多くのマスメディアが、「学習療法」の取り組みを紹介してくださいました。これは、超高齢社会を迎える日本において、国民全体での認知症への取り組みが緊急の課題となってきていることをあらわしているのだと思います。

本書は、認知症の方を支える家族や介護現場の皆様、そして高齢者問題に取り組む行政の皆様に、「学習療法」が具体的なツールとして、少しでもお役に立てればと思い、企画されました。

さらには、こうした現場での取り組みと、高齢者の方々の尊厳を保った生きざまや人間の限りない可能性の大きさを、できるだけ一般の方々にもお知らせしたいと思い、極力専門用語を使わずにまとめました。

私事になりますが、この研究に参加するまでの私には、介護問題や日本の高齢問題について、ほとんど知識がなく、介護施設に足を踏み入れた経験も皆無でした。それがいま、この仕事を「天職」と思えるまでになったのは、なによりも最初の研究フィールドである「永寿園」で心震える感動をしたから、ということ以外の何ものでもありません。

表情の乏しい認知症高齢者の方々が、学習を始めてから一週間もたたないうちに、すばらしい笑顔を見せ、さらには、学習開始時間になると「一番に学習したい」という方々が続出し、行列ができるまでになったのです。目の前に、私の想像をはるかに超える事実が現出しました。あの驚きと感動は、言葉にあらわせないほどです。人は限りない可能性を秘めていること、学ぶということの意味、人生とは、幸せとは……という根源的な問いをも突き付けられました。そして、その感動は、第二の研究フィールドである仙台プロジェクトで確信へと変わっていったのです。

研究の過程において、私の感動を確信に変えたもう一つの大きな要因が、介護現場での学習療法スタッフの皆さんの存在です。「食事・入浴・排泄」という三大介護だけでも大変な中、少しでもよい介護がしたいと学習療法をツールとして用い、お一人おひとりとのコミュニケーションを心から大切にされている姿。山崎律美園長も書かれていましたが、自分たちの関わりで変化していく学習者を見て、自分たちこそが成長させてもらえたという気づき。こうして介護への志をさらに強くされ、飛躍的にモチベーションを高めていかれるスタッフの姿は、学習療法に携わらないスタッフにも影響を及ぼし、施設全体が明るく元気になっていったのです。私たちはここで教えていただいたスタッフの皆さんの変化を、もっと世の中へ伝えていかなければならないとの使命感をさらに強くしました。

「脳の健康教室」の研究過程においても、同じことが言えます。高齢者の方々から「楽しかった」、「友だちができた」、「気持ちが明るくなった」というたくさんの声をいただくと同時に、学習者を支える地域ボランティアである学習サポーターの方々からも「高齢者の皆さんから元気をいただきました」、「いちばん得したのは私たちです」という声をお寄せいただくのです。

このような温かい声は、この研究プロジェクトを研究だけで終わらせてはいけないという〝天の声〟でもありました。こうして二〇〇四年七月、「くもん学習療法センター」が設立されたのです。

ＫＵＭＯＮは、創始者の故公文《くもん》公《とおる》がいまから約五〇年前に、わが子への家庭教育として始めた学習が原点です。「われわれは　個々の人間に与えられている可能性を発見し　その能力を最大限に伸ばすことにより　健全にして有能な人材の育成をはかり　地球社会に貢献する」という理念のもと、実践活動を積み重ねてまいりました。

マスコミの方々から取材を受けると、「くもんさんも少子化でたいへんですね。とうとう高齢者にまで事業領域を広げられたのですか？」という質問をよくされます。この質問に、私は次のように答えています。

「この研究は、あくまでも子どもたちのために、読み書き・計算がいかに大切かということを脳科学などの領域から研究しようとスタートしたものであり、けっして高齢者事業を展開することを目的に始めたものではありません。しかし、研究を深めれば深めるほど、いまの時代こそ『学習療法』や『脳の健康教室』が必要であるという確信に至りました。このシステムでぜひ社会のお役に立ちたい、貢献したい、そんな思いから研究成果を社会に還元しようと、(株)くもん学習療法センターを設立しました」と。

いま私たちは、大きな夢を持っています。

「学習療法」によって、一人でも多くの方が、学ぶことを通して生きることの喜びや、人とのコミュニケーションから生まれる笑顔でいっぱいになってほしい。

そしてその姿が、身近で支える家族・スタッフの方を励まし、認知症という大きな課題に対して、少しでも光明を見出すことにつながっていき、それが地域へと広がり、みんなで支えあうことがあたり前の世の中へ変化させていく。「学習療法」というささやかなツールが、介護現場で活用され、少しでもよりよい介護のためのお役に立つことができたなら、日本、さらには世界の介護の未来を明るく照らす役割を、皆様といっしょに担っていけるのではないか……、という夢です。

また、「脳の健康教室」が全国至るところに広がり、高齢者が笑顔いっぱいで学習し、高齢者同士の仲間ができ、さらに高齢者を支えるボランティアの仲間ができ、子どもたちと多世代交流の場にもなる、そんな高齢者の学びを軸とした地域コミュニティが全国に広がっていく。地域の人々のつながりが希薄になってきた昨今、この「脳の健康教室」が新たな地域コミュニティ創生のきっかけをつくっていく、そんな夢も広がります。

本格的に普及を始めてまだ三年足らずですが、くもん学習療法センターの全員がこの夢を共有し、全力でその実現に努力していきたいと考えています。

最後になりましたが、私たちにこのようなすばらしい仕事との出会いをご提供くださった東北大学川島隆太教授や道海永寿会の山崎律美園長をはじめ、研究チームの諸先生方、そして関係者の皆さまに心より感謝申し上げます。

二〇〇七年三月

●監修

## 川島　隆太（かわしま　りゅうた）

1959年千葉県千葉市生まれ。東北大学医学部卒業。同大学院医学研究科修了。スウェーデン王国カロリンスカ研究所客員研究員、東北大学助手、講師を経て、現在、同大学教授。医学博士。元文化審議会国語分科会委員。学習療法研究会会長。脳のどの部分にどのような機能があるのかを調べる「ブレインイメージング研究」の、日本における第一人者。

●著者

## くもん学習療法センター

東北大学川島隆太教授を中心とするグループと㈱公文公教育研究所が、1998年から子どもたちのよりよい教育を脳科学の立場から科学的に検証しようと共同研究を開始。この研究過程において「学習療法」という新たな概念が生み出され、本格的な普及を図るため2004年７月に設立。介護老人施設等に導入して認知症の改善を図る「学習療法」と、介護を必要としない高齢者が認知症予防のために通う「脳の健康教室」の２つを事業の柱として展開。この「学習療法」や「脳の健康教室」の理念を実践し普及することで、高齢者が人間としての尊厳を保ち「学ぶ喜び」を日々体現し、そして、「学び」を通した仲間づくりや世代交流を促進することで、明るく活力ある地域社会づくりに貢献することを経営理念としている。

## 山崎　律美（やまさき　りつみ）

1948年福岡県大川市生まれ。淑徳大学社会福祉学部卒業。厚生省社会局国立福岡視力障害センター生活指導専門職、佐賀県福祉生活部身体障害者施設生活指導員、児童施設・児童指導員、福祉事務所ケースワーカーを経て、1992年社会福祉法人道海永寿会特別養護老人ホーム永寿園入職。2003年西九州大学大学院健康福祉学修士修了。現在、社会福祉法人道海永寿会業務部長兼務特別養護老人ホーム永寿園園長。ケアマネージャー。

学習療法・脳の健康教室に関する問い合わせ先
㈱くもん学習療法センター
Tel. 03-3234-4750
Fax. 03-5210-7881
ホームページ http://www.kumon-lt.co.jp/

●装丁・デザイン●
㈱スプーン

●イラスト●
小玉修作／桑名弘行

# 学習療法の秘密
## 認知症に挑む

2007年4月15日　初版第1刷発行

監修／川島隆太
著者／㈱くもん学習療法センター　山崎律美
発行人／土開章一
発行所／株式会社くもん出版
〒102-8180 東京都千代田区五番町3-1 五番町グランドビル
電話／03-3234-4001（代　　表）
03-3234-4064（編集部直通）
03-3234-4004（営業部直通）
ホームページ／http://www.kumonshuppan.com/
印刷／三美印刷株式会社
●
NDC369・くもん出版・192P・21㎝・2007年・ISBN978-4-7743-1225-5
©2007 Ryuta Kawashima & Kumon Learning Therapy Co.,Ltd. & Ritsumi Yamasaki
Printed in Japan.
落丁・乱丁がありましたら、おとりかえいたします。